YINGYANG
YU
SHANSHI

中国式居家养老实用手册

营养与膳食

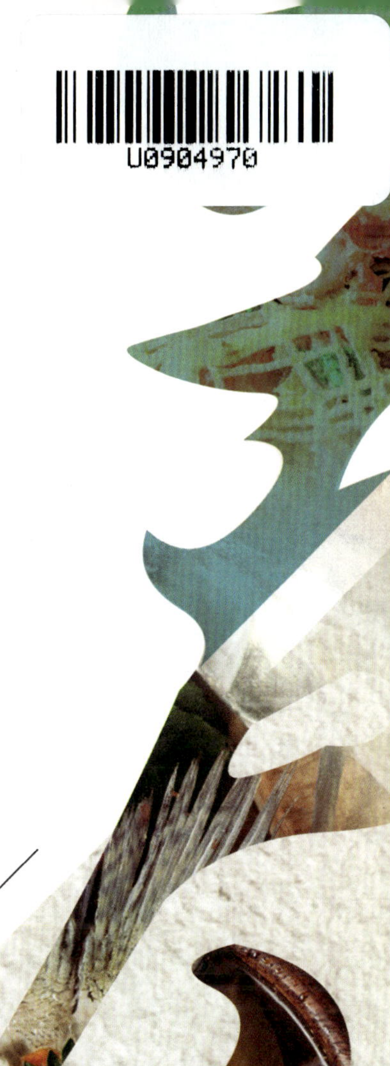

中国劳动社会保障出版社

图书在版编目（CIP）数据

营养与膳食：中国式居家养老实用手册 / 人力资源和社会保障部教材办公室，中国老教授协会职业教育研究院组织编写. -- 北京：中国劳动社会保障出版社，2018

ISBN 978-7-5167-3702-6

Ⅰ. ①营…　Ⅱ. ①人…　②中　Ⅲ. ①老年人-饮食营养学　Ⅳ. ①R153.3

中国版本图书馆CIP数据核字（2018）第249521号

中国劳动社会保障出版社出版发行

（北京市惠新东街 1 号　邮政编码：100029）

*

北京市艺辉印刷有限公司印刷装订　新华书店经销

787 毫米 ×1092 毫米　16 开本　12.75 印张　149 千字

2018 年 11 月第 1 版　　2018 年 11 月第 1 次印刷

定价：48.00 元

读者服务部电话：（010）64929211/84209101/64921644

营销中心电话：（010）64962347

出版社网址：http://www.class.com.cn

编　委　会

总主编：沈小君

编　委（按姓氏笔画排序）：

刘志兴　回春茹　汤　杰　那国宏　杜　林　宋淑君

张宇傑　张彩虹　何吉洪　范立荣　周汝和　薛芳渝

本书编写人员

主　编：沈小君

编　者（按姓氏笔画排序）：

王　斌　刘诗怡　纪贝贝　杨海龙　李欣鋆　肖遵香

宋书香　张素红　张海波　贾　莉　彭秋云　魏　铭

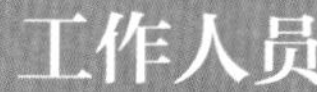

工作人员

演　示：梁金萍　肖同华

摄　影：果彤林

插　画：王　杰

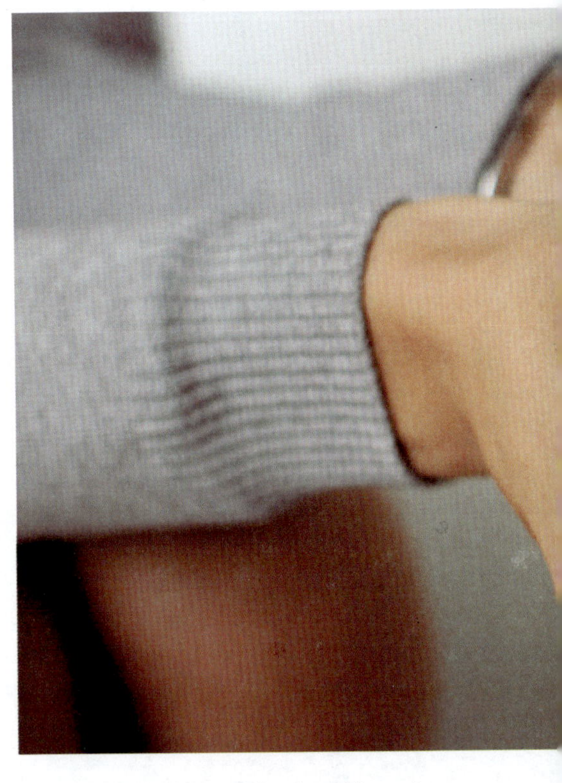

自20世纪下半叶开始，人口老龄化逐步成为各国决策者关注的一大议题，人口老龄化所引发的诸多问题也对越来越多国家的经济社会发展产生着深刻持久的影响。2000年年末中国进入老龄化社会，人口老龄化程度不断加深。截至2016年年底，中国60岁以上老年人口已超过2.3亿人，占总人口比例的16.7%。据世界卫生组织预测，今后几年中国的

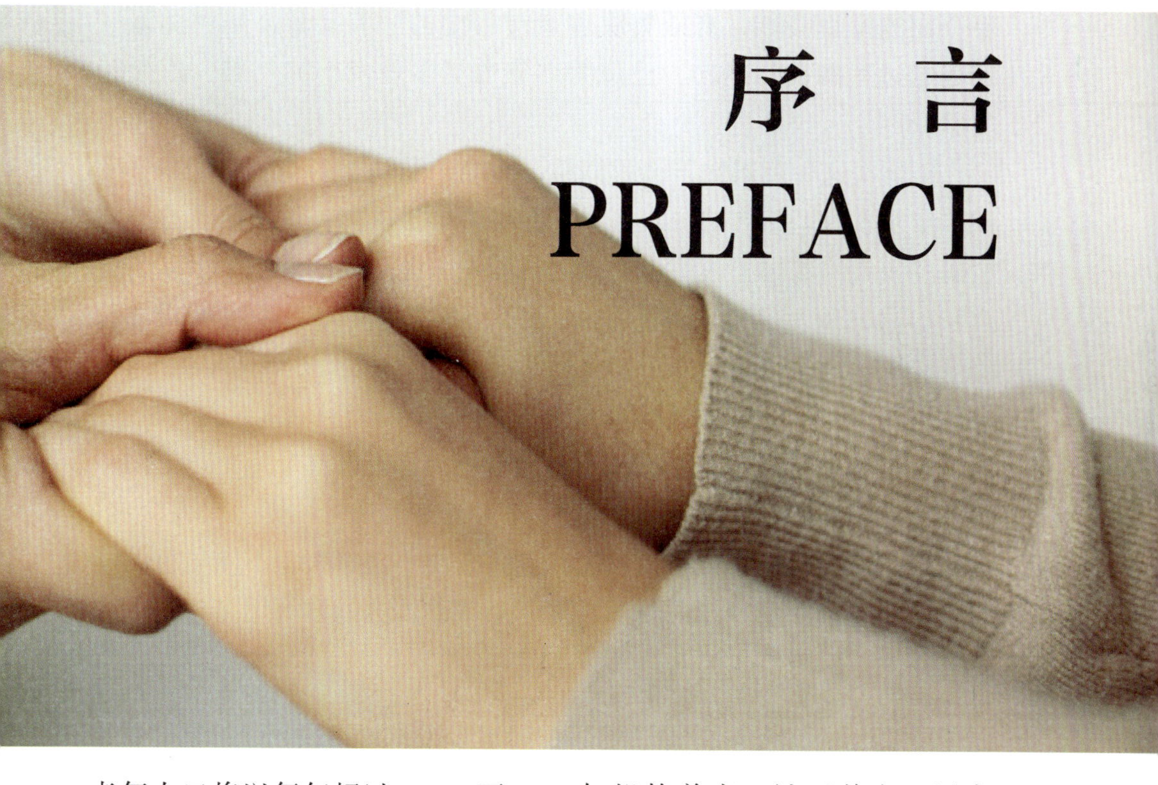

序 言

PREFACE

老年人口将以每年超过 1 000 万人的速度增加，2033 年前后将达到 4 亿人，到 2053 年将达到峰值 4.87 亿人，占全国总人口的比例将超过 1/3。

随着人口老龄化形势的日益严峻，老年人的服务需求越来越多样化，养老服务将成为关乎老年人晚年生活质量及每个家庭福祉的民生事业。尽管可供老年人选择的养老形式很多，如机构养老、社区养老、居家养老等，但按照中国国情和民族习俗，居家养老显然是最符合老年人心愿的养老方式。一项调查显示：在中国，选择居家养老的老年人占 90% 以上，只有不到 10% 的老年人选择养老院或其他形式养老。

如何让老年人、家属和照护人员了解更科学的养老知识，熟悉更准确的护理方法，掌握

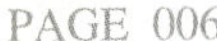

更全面的操作技能，有效解决养老过程中的所有问题，从而保证居家养老过程的良性运转，已成为居家养老事业发展的基础、依托和支撑。

正是在这种背景之下，我们精心策划，邀请业内众多专家、学者和多年从事养老工作的一线人员，在参阅大量的国内外文献及相关学科研究成果的基础上，结合中国居家养老服务市场的现状，汲取各家之长，共同编写了这套《中国式居家养老实用手册》。《中国式居家养老实用手册》首辑共6册，包括《居家照护基础》《日常生活照护》《活动与运动》《疾病与康复》《心理呵护》《营养与膳食》。

本套丛书在内容上力求普及与提高相结合，以普及为主；通用性与专业化相兼顾，以通用性为主；具有“中国式、时代感、大众化”特色和“易学、易懂、易会”的特点；方便不同层次、不同角色的读者学习和使用，既可作为专业居家养老服务人员的培训用书，也可用作老年人、家属、照护人员的科普图书。

本套丛书在编写过程中，得到教育部中国老教授协会、中国国际职业资格评价协会、中国老年学和老年医学学会科学养生专业委员会、北京养生文化交流中心、北京市房山区康怡养老院的支持和帮助，在此表示衷心的感谢！

鉴于我国居家养老知识体系、能力培训体系暨人才评价体系建设工作刚刚起步，许多问题还有待探讨，加上编写人员水平和实践的局限，书中不足之处在所难免，我们热忱欢迎广大读者提出宝贵意见，以便不断修改完善。

中国老教授协会职业教育研究院执行院长

中国老年学和老年医学学会《全国科学养生论文集》编审委员会委员

沈小君

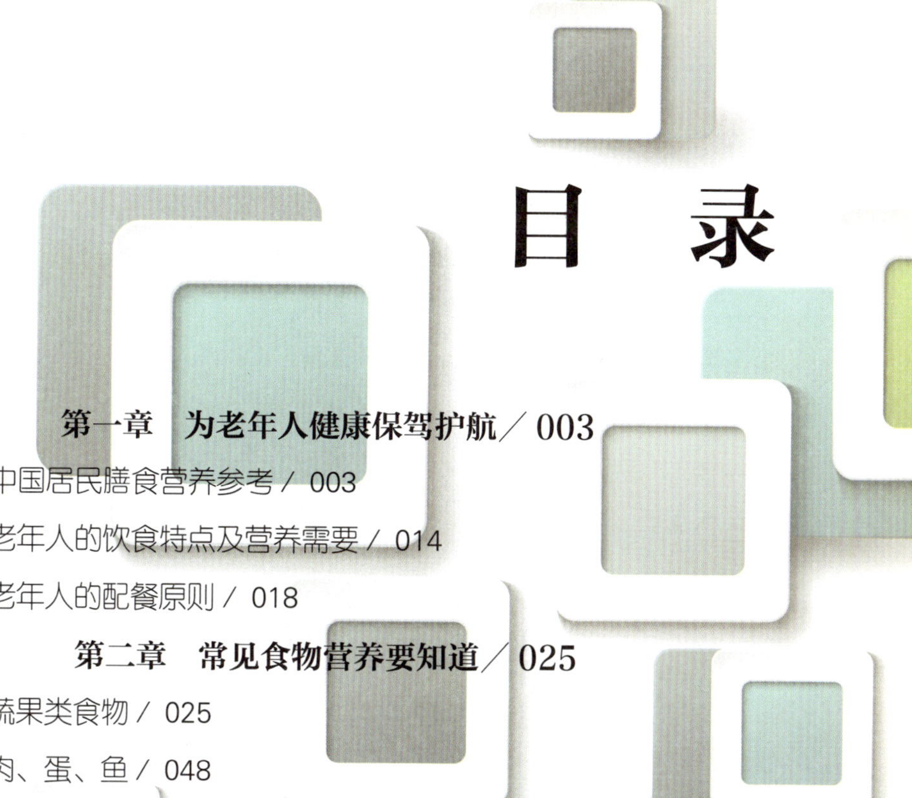

目　录

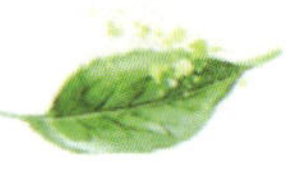

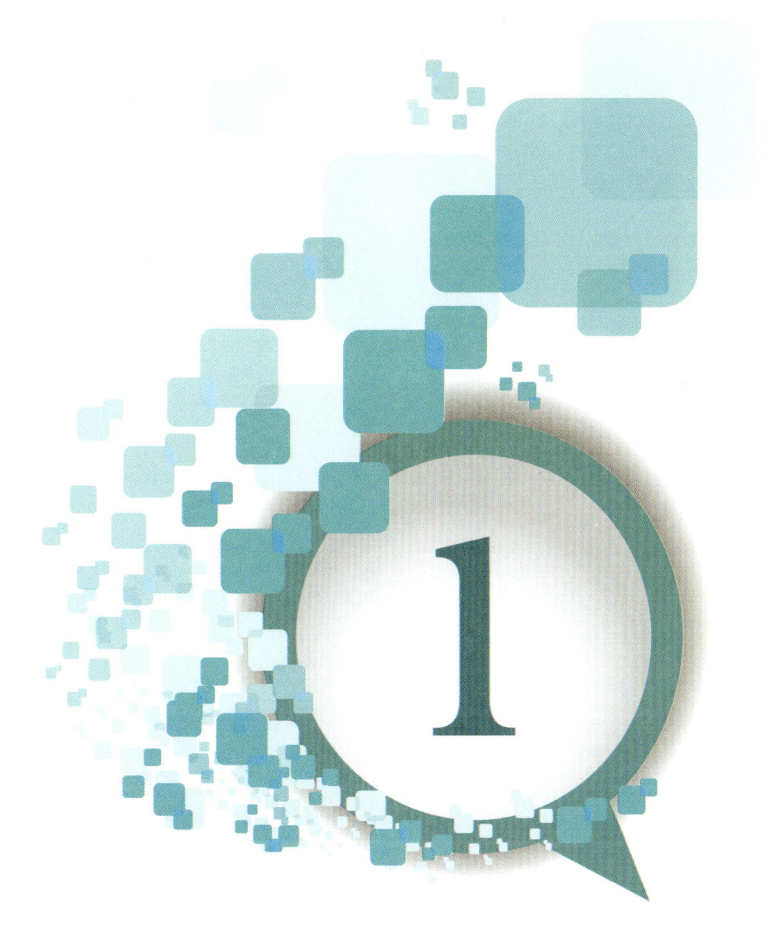
1

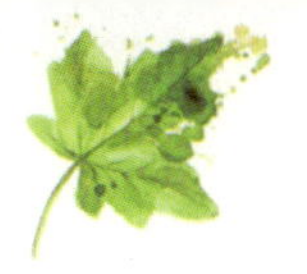

第一章
为老年人健康保驾护航

第一节　中国居民膳食营养参考

一、一般人群膳食指南

国家卫生和计划生育委员会 2016 年发布了《中国居民膳食指南》，为最大限度地满足中国居民人体营养健康需要提供了建议。其中，一般人群膳食指南包括以下几个方面。

1. 食物多样，谷类为主

平衡膳食模式是最大限度保障人体营养需要和健康的基础。食物多样是平衡膳食模式的基本原则。每人每天的膳食应包括谷薯类、蔬菜水果类、畜禽鱼蛋奶类、大豆坚果类等食物。建议平均每人每天摄入 12 种以上食物，每周 25 种以上。谷类为主是平衡膳食模式的重要特征，建议每人每天摄入谷类食物 250 ~ 400 克，其中全谷物和杂豆类 50 ~ 150 克、薯类 50 ~ 100 克。膳食中碳水化合物提供的能量应占总能量的 50% 以上。

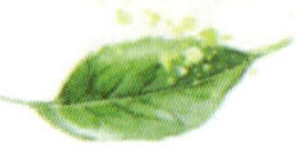

2. 吃动平衡，健康体重

体重是评价人体营养和健康状况的重要指标，吃和动是保持健康体重的关键。各个年龄段人群都应该坚持天天运动，维持能量平衡，保持健康体重。体重过低或过高均易增加疾病的发生风险。推荐每人每周应至少进行5天中等强度身体活动，累计达到150分钟以上；坚持日常身体活动，平均每天主动走6 000步；尽量减少久坐时间，每小时起来动一动，动则有益。

3. 多吃蔬果、奶类、大豆及其制品

蔬菜、水果、奶类、大豆及其制品是平衡膳食的重要组成部分，坚果是膳食的有益补充。蔬菜和水果是维生素、矿物质、膳食纤维和植物化学物的重要来源，奶类、大豆及其制品富含钙、优质蛋白质和B族维生素，对降低慢性病的发病风险具有重要作用。提倡餐餐有蔬菜，推荐每人每天摄入300~500克，其中深色蔬菜应占1/2。提倡天天吃水果，推荐每人每天摄入200~350克的新鲜水果，注意果汁不能代替鲜果。经常吃各种奶制品，每天摄入量相当于喝液态奶300克。经常吃豆制品，每天摄入量相当于吃大豆25克以上，适量吃坚果。

4. 适量吃鱼、禽、蛋、瘦肉

鱼、禽、蛋和瘦肉可提供人体所需要的优质蛋白质、维生素A、B族维生素等，但有些也含有较高的脂肪和胆固醇。动物性食物优选鱼和禽类，鱼和禽类脂肪含量相对较低，鱼类含有较多的不饱和脂肪酸；蛋类各种营养成分齐全；吃畜肉应选择瘦肉，瘦肉脂肪含量较低。过多食用烟熏和腌制肉类可增加肿瘤的发生风险，应当少吃。推荐每周吃鱼280~525克、畜禽肉280~525克、蛋类280~350克，平均每天摄入鱼、禽、蛋和瘦肉的总量为120~200克。

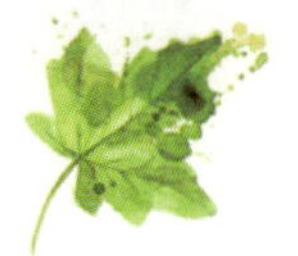

5. 少盐少油，控糖限酒

我国多数居民目前摄入食盐、烹调油和脂肪过多，这是高血压、肥胖和心脑血管疾病等慢性病发病率居高不下的重要因素，因此应当培养清淡饮食习惯。成人每天吃食盐不超过6克，每天吃烹调油25～30克。过多摄入糖可增加龋齿和超重发生的风险，推荐每天摄入糖不超过50克，最好控制在25克以下。水在生命活动中发挥重要作用，应当足量饮水。建议成年人每天喝7～8杯（1 500～1 700毫升），提倡饮用白开水和茶水，不喝或少喝含糖饮料。儿童、孕妇等特殊人群不应饮酒；对于成年人一天饮酒的酒精量，男性不超过25克，女性不超过15克。

6. 杜绝浪费，健康饮食

勤俭节约、珍惜食物、杜绝浪费是中华民族的美德。按需选购食物，按需备餐，提倡分餐。选择新鲜卫生的食物和适宜的烹调方式，保障饮食卫生。学会阅读食品标签，合理选择食品。创造和支持文明饮食新风的社会环境和条件，应该从每个人做起，回家吃饭，享受食物和亲情，传承优良饮食文化，树健康饮食新风。

二、中国居民平衡膳食宝塔

中国居民平衡膳食宝塔是根据《中国居民膳食指南》，结合中国居民的膳食结构特点设计的，它把平衡膳食的原则转化成各类食物的重量，并以直观的宝塔形式表现出来，便于大家理解和在日常生活中实行。

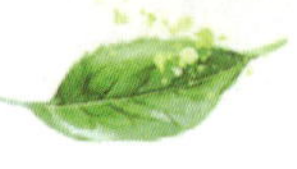

1. 平衡膳食宝塔的结构

（1）谷类

谷类食物位居膳食宝塔底层，每人每天应该吃 250～400 克。谷类包括面粉、大米、玉米粉、小米、高粱等。它们是膳食中能量的主要来源，也往往是膳食中蛋白质的主要来源。多种谷类掺着吃比单吃一种好，特别是以玉米或高粱为主要食物时应当更重视搭配一些其他的谷类或豆类食物。食用加工的谷类食品如面包、烙饼、切面等应折合成相当的面粉量进行计算。

（2）蔬菜和水果

蔬菜和水果占据膳食宝塔第二层，每人每天应吃 300～500 克蔬菜和 200～350 克水果。蔬菜和水果经常放在一起，因为它们有许多共性，但蔬菜和水果终究是两类食物，各有优势，不能完全替代。尤其是儿童，不可只吃水果不吃蔬菜。蔬菜、水果的重量应按市售鲜重计算。一般来说，红色、绿色、黄色等颜色较深的蔬菜和水果含营养成分比较丰富，所以应多选用深色蔬菜和水果。

（3）鱼、禽、肉、蛋

鱼、禽、肉、蛋等动物性食物位于膳食宝塔第三层，每天应该吃 120～200 克。鱼、禽、肉、蛋归为一类，主要提供动物性蛋白质和一些重要的矿物质和维生素。但它们彼此也有明显区别。鱼、虾及其他水产品含脂肪很低，有条件的可以多吃一些。这类食物的重量按购买时的鲜重计算。肉类包含畜肉、禽肉及内脏，重量按屠宰清洗后的重量计算。肉类尤其是猪肉含脂肪较高，所以，虽然生活富裕也不应该吃过多肉类。蛋类含胆固醇较高，一般以每天食用不超过一个鸡蛋为好。

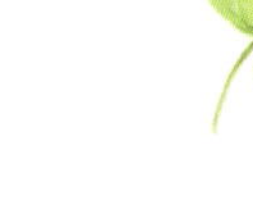

（4）奶类和豆类食物

奶类和豆类食物占据膳食宝塔第四层，每人每天应分别吃 300 克和 50 克。当前奶类及奶制品主要指鲜牛奶和奶粉。豆类及豆制品包括许多品种，宝塔建议的 50 克是个平均值，根据其提供的蛋白质可折合为大豆 40 克或豆腐干 80 克等。

（5）烹调油和食盐

每人每天食用的烹调油应为 25 ~ 30 克，食盐不超过 6 克。膳食宝塔没有建议食糖的摄入量，因为我国居民现在平均吃糖的量还不多，对健康的影响还不大。但多吃糖有增加龋齿的风险，尤其是儿童、青少年不应吃或饮用太多的糖和含糖量高的食品及饮料。

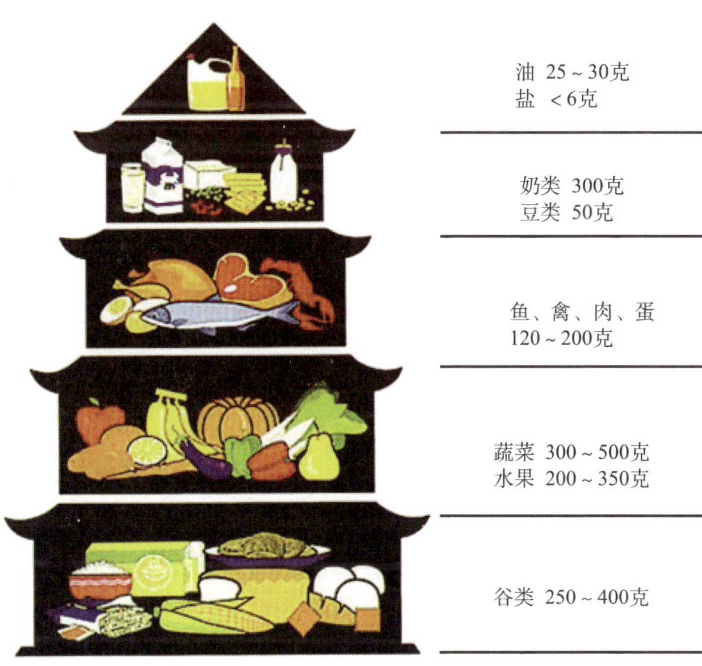

中国居民平衡膳食宝塔

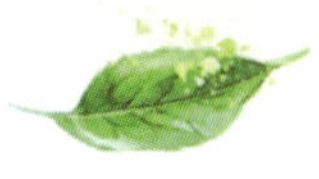

2. 平衡膳食宝塔的应用

（1）膳食宝塔建议的食物量

膳食宝塔建议的各类食物摄入量都是指食物可食部分的生重。各类食物的重量不是指某一种具体食物的重量，而是一类食物的总量。膳食宝塔建议的各类食物每日摄入量是一个平均量，不是每天必须严格遵守的膳食配方。每日膳食中应尽量包含膳食宝塔中的各类食物，但无须每日都严格照着膳食宝塔建议的各类食物的量吃，重要的是一定要经常遵循膳食宝塔各层中各类食物的大体比例。在一段时间内，比如一周，各类食物摄入量的平均值应当符合膳食宝塔的建议量。

（2）根据个人的能量水平确定食物需要

膳食宝塔中建议的每人每日各类食物适宜摄入量范围适用于一般健康成年人，在实际应用时要根据个人年龄、性别、身高、体重、劳动强度、季节等情况适当调整。

（3）食物同类互换，调配丰富多彩的膳食

膳食宝塔中的每一类食物都有许多品种，虽然每种食物都与另一种不完全相同，但同一类中各种食物所含营养成分往往大体上近似，在膳食中可以互相替换。应用膳食宝塔可把营养与美味结合起来，按照同类互换、多种多样的原则调配一日三餐。

（4）因地制宜，充分利用当地资源

我国幅员辽阔，各地的饮食习惯及物产不尽相同，只有因地制宜充分利用当地资源才能有效地应用膳食宝塔。例如，牧区奶类资源丰富，可适当提高奶类摄入量；渔区可适当提高鱼及其他水产品摄入量；农村山区则可充分利用山羊奶以及花生、瓜子、核桃、榛子等资源。

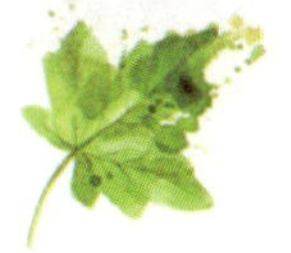

（5）养成习惯，长期坚持

膳食对健康的影响是长期的。应用平衡膳食宝塔需要养成习惯，并坚持不懈，才能充分体现其对健康的重大促进作用。

三、老年人膳食指南

随着年龄增加，老年人的器官功能会出现不同程度的衰退。牙齿缺损，咀嚼和消化吸收能力下降。视觉、听觉及味觉等感官反应迟钝，常常无法反映身体对食物、水的真实需求。肌肉萎缩、瘦体组织量减少、体脂肪量增加，加上骨量丢失、关节及神经系统退行性病变等问题，使老年人身体活动能力减弱，对能量、营养素的需求发生改变。老年人既容易发生营养不良、贫血、肌肉衰减、骨质疏松等与营养缺乏和代谢相关的疾病，又是心血管疾病、糖尿病、高血压等慢性病的高发人群。很多老年人多病共存，长期服用多种药物，很容易造成食欲不振，影响营养素吸收，加重营养失衡状况。

因此，对老年人膳食提出针对性指导很有必要。一般人群膳食指南的内容也适用于老年人，此外，应用近年老年营养领域的新理念和新技术，《中国居民膳食指南》补充了适应老年人特点的膳食指导内容，目的是帮助老年人更好地适应身体机能的改变，努力做到合理膳食、均衡营养，减少和延缓疾病的发生或加重，延长健康的生命时间。

1. 少量多餐，制作细软，预防营养缺乏

不少老年人牙齿缺损、消化液分泌和胃肠蠕动减弱，容易出现食欲下降和早饱现象，造成食物摄入量不足和营养素缺乏，因此老年人

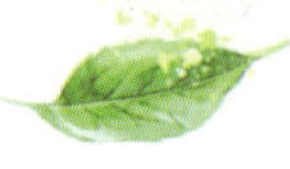

膳食更应注意合理设计、精准营养。对于高龄老年人和身体虚弱、体重出现明显下降的老年人，应特别注意增加餐次，除三餐外可增加两到三次加餐，保证充足的食物摄入。食量小的老年人应注意在餐前和餐时少喝汤水，少吃汤泡饭。有吞咽障碍和 80 岁以上的老年人可选择软食，在进食中要细嚼慢咽，预防呛咳和误吸。对于贫血或钙、维生素 D、维生素 A 等营养素缺乏的老年人，建议在营养师和医生的指导下选择适合自己的营养强化食品。

2. 主动足量饮水，积极参加户外活动

老年人身体对缺水的耐受性下降，要主动饮水，每天的饮水量应达到 1 500 ~ 1 700 毫升，首选温热的白开水。多参加户外活动能够更好地接受紫外光照射，有利于体内维生素 D 合成和延缓骨质疏松的发展。一般认为，老年人每天应在户外锻炼 1 ~ 2 次，每次 1 小时左右，以轻微出汗为宜；或每天至少走 6 000 步。注意每次运动要量力而行，强度不要过大，运动持续时间不要过长，可以分多次运动。

3. 延缓肌肉衰减，维持适宜体重

骨骼肌肉是身体的重要组成部分，延缓肌肉衰减对维持老年人活动能力和健康状况极为重要。延缓肌肉衰减的有效方法是吃动结合，一方面要增加摄入富含优质蛋白质的瘦肉、海鱼、豆类等食物，另一方面要进行有氧运动和适当的抗阻运动。老年人体重应维持在正常稳定水平，不应过度苛求减重，体重过高或过低都会影响健康。

4. 摄入充足食物，鼓励陪伴进餐

老年人每天应至少摄入 12 种以上的食物，并采用多种方法增加食欲和进食量，吃好三餐。早餐宜有 1 ~ 2 种以上主食和 1 个鸡蛋、1 杯奶，另加蔬菜或水果。中餐、晚餐宜有 2 种以上主食和 1 ~ 2 个荤菜、1 ~ 2 种蔬菜、1 种豆制品。饭菜应色香味美、温度适宜。老年人

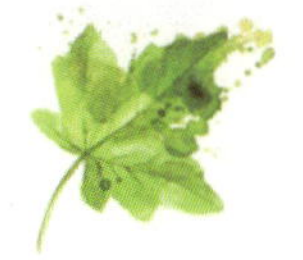

应积极主动参与家庭和社会活动，主动与家人或朋友一起进餐或活动，快乐享受生活。老年人可适当参与食物的准备与烹饪过程，变换烹饪方法和食物的花色品种，烹制自己喜爱的食物，提升进食的乐趣，享受家庭喜悦和亲情快乐。孤寡、独居老年人应多结交朋友，或者去集体用餐地点（社区老年食堂或助餐点、托老所）用餐，增进交流，促进食欲，摄入更多营养丰富的食物。对于生活自理有困难的老年人，家属和照护人员应多陪伴，采用辅助用餐、送餐上门等方法，保障其食物摄入和营养状况。家属和照护人员应对老年人更加关心照顾和陪伴交流，注意老年人饮食和体重变化，及时发现和预防疾病的发生或加重。

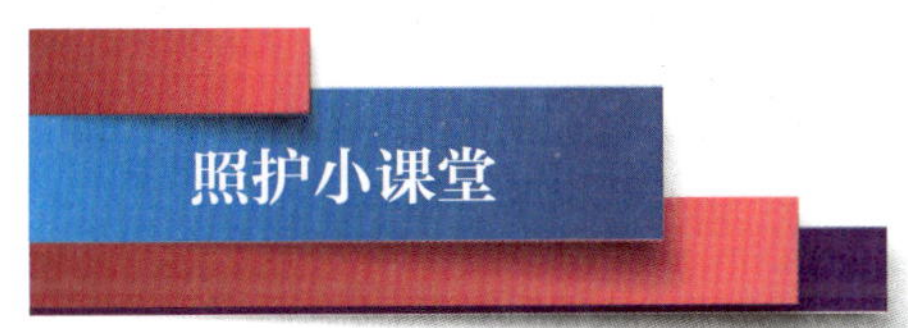

照护小课堂

老年人膳食五大原则

一、食盐要限量

食盐含钠和氯，两者都是人体必需的营养素。但是，摄取过多的钠盐是引发高血压的重要危险因素之一。高血压病人要严格限制钠的摄入量，这样有利于控制血压，因而食盐不宜多吃。为了预防高血压，每人每日食盐的食用量以不超过6克为宜。老年人吃盐可以选择低钠盐，以预防高血压。

你说得对
预防高血压
每日食盐量不宜超6克
盐

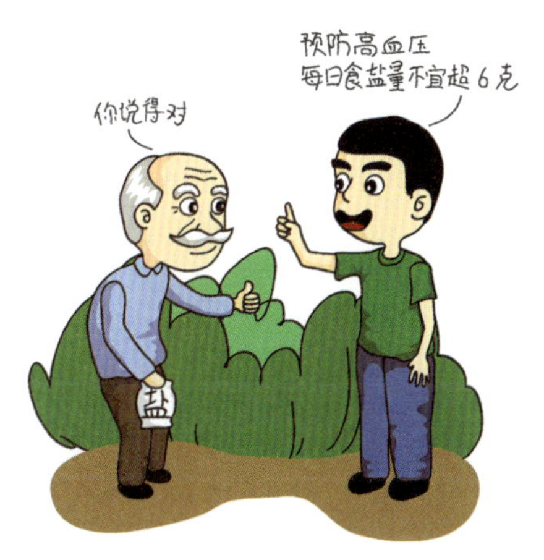

食盐要限量

老年人一旦吃盐过多，则需要大量喝水来缓解口渴，因此少吃盐也有利于减轻肾脏负担。

二、甜食要少吃

糖是纯能量食物，除提供能量外几乎不含其他营养素。食糖过多引起的最常见的问题是龋齿。老年人体力活动较少，胰腺功能降低。吃糖过多，不仅会影响其他营养素的摄入，还会导致老年人血液中的中性脂肪增多，增加老年人患心脑血管疾病的概率。如果老年人特别喜欢吃甜食，可以适当吃些蜂蜜。蜂蜜中所含的糖大多为果糖，在人体内代谢较快。食用适量的蜂蜜还可以预防便秘等疾病。

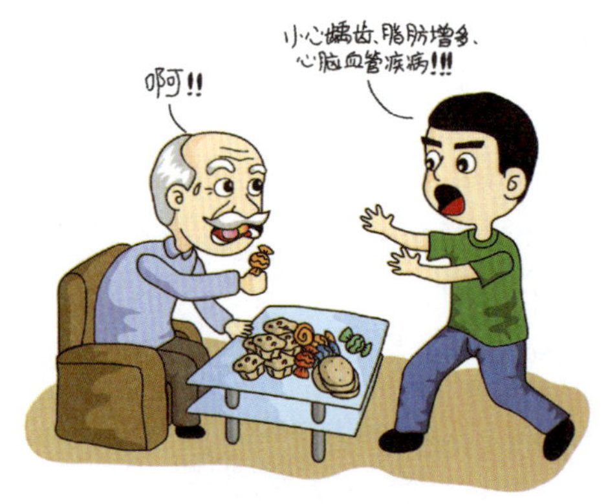

甜食要少吃

三、饮酒要节制

高浓度酒精饮料所含能量很高，且无其他营养素。无节制饮用高度白酒，会使食欲下降和食物摄取量减少，以致发生营养缺乏，严

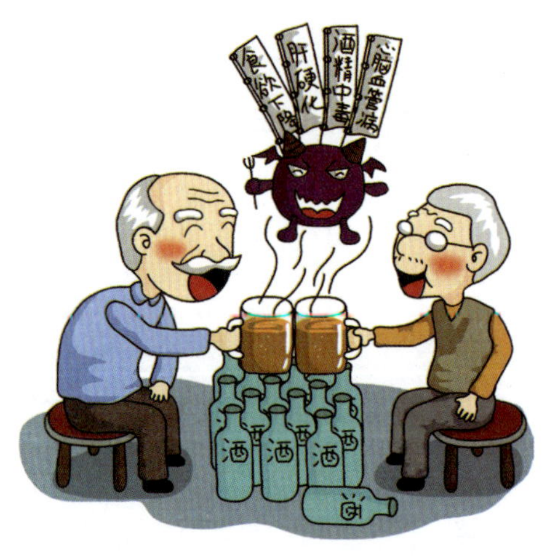

饮酒要节制

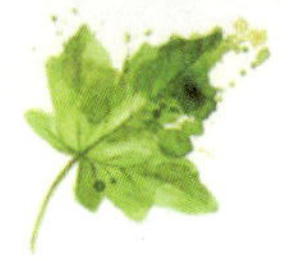

重的还会导致酒精性肝硬化，引发心脑血管、消化系统方面的疾病。老年人应严禁酗酒，如想饮酒，可少量饮用低度白酒、啤酒及各种果酒。

四、三餐要合理

老年人应养成合理的饮食习惯，忌暴饮暴食，提倡少吃零食。老年人的生理机能已经开始退化，因此每餐进食量要少。如果有饥饿感，可以在三餐之外加食一些简单的点心，如麦片、豆浆、水果等。

五、饥饱要适当

太胖或太瘦都不利于人体健康，各国膳食指南都把维持正常体重放在重要位置。我国人民根据长期养生经验提出“食不过饱”的主张，也就是饮食适度、饥饱适当的意思。老年人要摄取适当的营养，使能量和蛋白质的摄入与消耗相适应，避免身体超重或消瘦。老年人每餐不宜过饱，以七八分饱为宜。经常称重是衡量饮食是否适度的常用方法。要判断是否超重或消瘦可用以身高为基础计算体重的公式来判定。

成年男性标准体重（千克）= 身高（厘米）−105
成年妇女标准体重（千克）= 身高（厘米）−107.5

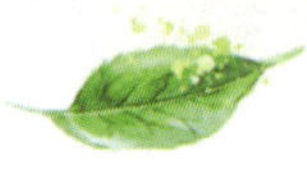

第二节　老年人的饮食特点及营养需要

一、老年人的饮食特点

1. 低脂

降低脂肪摄入量，可以帮助老年人控制体重，降低胆固醇量并维持心脑血管健康。脂肪分饱和脂肪、不饱和脂肪以及反式脂肪。其中，反式脂肪对心血管健康影响最大。反式脂肪不但会提高坏胆固醇含量，更会使好胆固醇含量下降，增加老年人患心脏病及中风的风险。反式脂肪常见于高温油炸的食物以及加入氢化植物油的食品，如薯片、曲奇、蛋糕等。

老年人应多选择低脂或脱脂牛奶，避免食用薯片、薯条等油炸食品。除了肥肉及肥油外，蛋糕、全脂奶类制品、猪骨汤等都含有很多肉眼无法识别的脂肪，也应该尽量避免食用。少吃红肉，可选择海鲜或鸡胸肉为主菜，以取代猪柳或牛排。多吃瘦肉，可食用鱼类、贝壳类、去皮家禽或低脂奶类食品，以降低脂肪摄入量。

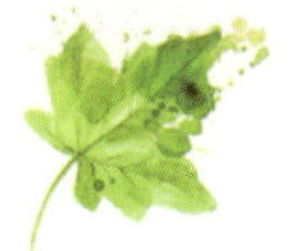

2. 低糖

糖包括蔗糖（红糖、白糖、砂糖、黄糖）、葡萄糖、果糖、半乳糖、乳糖、麦芽糖等。在这些糖中，除了葡萄糖、果糖和半乳糖能被人体直接吸收外，其余的糖都要在体内转化为基本的单糖后，才能被吸收利用。糖的主要功能是提供热量，人体所需的70%左右的热量由糖提供。此外，糖还是构成组织和保护肝脏功能的重要物质。

糖会直接影响胰岛素的平衡而降低其控制血糖的功效，缺乏胰岛素就会导致糖尿病。糖也会影响维生素C发挥其功能，当糖分过高时，环绕白细胞的维生素C会相对降低，最终降低人体对抗细菌和病毒的免疫系统能力。

除了减少进食糖水、蛋糕等甜品及巧克力、软糖等零食外，更要减少饮用汽水及果汁。选择无附加糖的干果、新鲜水果、无附加糖的纯味乳酪为佳。此外，避免食用糖分易吸收的食物，如糖果、甜点心、饼干、冰激凌、白米等，因为糖分吸收快，会造成血糖指数迅速上升。

3. 低盐

少吃盐，避免进食微波食品及快餐食物、喝掉汤面的汤、淋上过多酱汁及芡汁等。少吃经过加工、腌制或烟熏的食物，如西餐的香肠、火腿、午餐肉及中餐的腊味、卤鱼、梅菜等。钠盐摄入过多容易引起高血压。

4. 高纤维

多进食高纤维的食物，如以全麦面包代替白面包，以糙米代替白米，以水果代替零食，多吃豆类、绿色蔬菜、谷物等，都可以增加每日食物纤维的摄入量。

老年人要维持身体健康，除了注意营养均衡和遵守以上“三低一

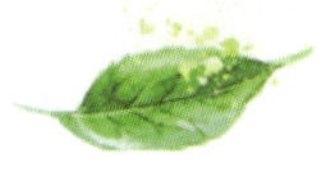

高”的规则外，还要多喝水，少喝带糖饮料，以清水代替汽水，每天至少饮用 7~8 杯（1 500 ~ 1 700 毫升）清水；同时还要多运动，每星期至少进行 3 次持续 30 分钟以上的有氧运动；少喝酒。

二、老年人的营养需要

随着年龄的增长，老年人的活动量、体力及代谢功能均下降，每天需要的热量与营养素的相对要求为量少而质好，当然具体摄入量应根据具体情况而定。

1. 热量

老年人的热量需要量随年龄增大而减少。对于青年人来说，20 ~ 34 岁需要的热量为每天 9 623 ~ 10 878 千焦耳，而 70 ~ 90 岁的老年人需要的热量为 7 531 ~ 8 360 千焦耳，这是因为老年人的基础代谢率降低和体力劳动减少。因此营养专家的建议是 50 ~ 59 岁的人能量供给可比年轻人减少 10%，60 ~ 69 岁减少 20%，而 70 岁以后减少 30%。但热量的减少实际上往往伴随食物总量的减少，而其他营养素的要求并不一定随年龄的增加而减少，应引起注意。

2. 蛋白质

老年人对蛋白质的需求不低于年轻人，而且老年人由于分解代谢的增加而合成代谢逐渐减慢，较容易发生负氮平衡。因此，老年人的蛋白质供应量应不低于年轻人，特别是按千克体重计算的时候更是如此。老年人应多选优质蛋白质，以便能获得更好利用。

3. 碳水化合物

老年人宜进食不同种类的碳水化合物，但多糖的比例不宜过少。

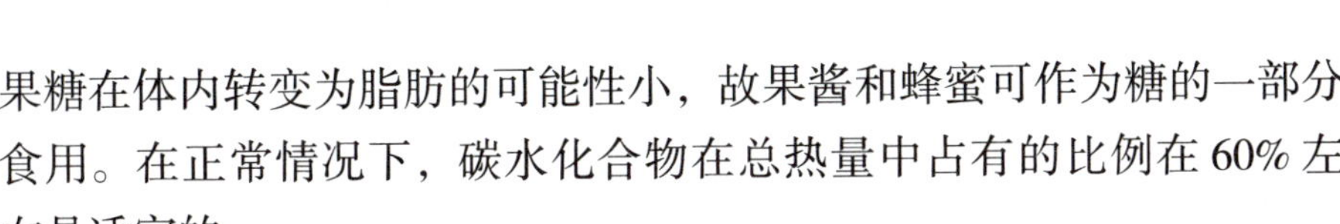

果糖在体内转变为脂肪的可能性小，故果酱和蜂蜜可作为糖的一部分食用。在正常情况下，碳水化合物在总热量中占有的比例在60%左右是适宜的。

4. 脂类

老年人与年轻人一样需要脂类，它有助于对脂溶性维生素的吸收，可以改善蔬菜类食物的风味。脂类应以植物油为主，但不一定把所有的动物脂肪都取消，膳食中过量的不饱和脂肪酸不一定都有利。

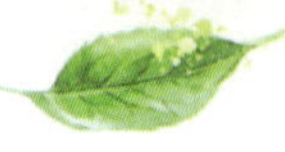

第三节　老年人的配餐原则

一、平衡膳食的基本要求

平衡膳食就是要为老年人提供足量的营养素，达到合理营养的目的。平衡膳食应符合以下基本要求。

1. 保持食物多元化

膳食中含有的热量和各种营养素用来满足人体生理和劳作的需要。膳食中有必要含有蛋白质、脂肪、糖类、维生素、无机盐及微量元素、水和膳食纤维等人体必需的营养素，且保持各营养素之间的数量平衡，避免有的短少、有的过剩。因此，食物应多元化。由于任何一种天然食物都不能供应人体所必需的全部营养素，所以多元化的食物是确保膳食平衡的必要条件。

2. 养成合理的饮食习惯

餐次应组织妥当，老年人可以少食多餐，除了确保一日三餐正常摄入外，为了适应其肝糖原储藏削减及消化吸收能力降低的特点，可在晨起、餐间或睡前摄入一些点心、牛奶、饮料等食物，作为补充。每次数量不宜太多，以确保每日总热量不超为准。

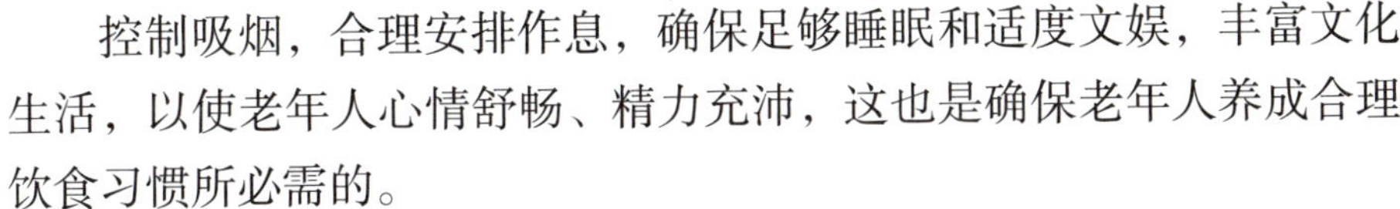

控制吸烟，合理安排作息，确保足够睡眠和适度文娱，丰富文化生活，以使老年人心情舒畅、精力充沛，这也是确保老年人养成合理饮食习惯所必需的。

3. 饮食宜清淡可口

过于油腻的食物难以消化吸收，这类食物中脂肪和糖的含量都很高，容易造成老年肥胖。过于油腻的食物，对消化功能弱的老年人来说，还可造成胃肠功能失调，影响老年人对营养的正常吸收。古人对此早有论说，《韩非子》中说："夫香美脆味，厚酒肥肉，甘口而疾形。"所以，老年人应多吃蔬菜水果，少吃油腻食物，以使神清体健、延年益寿。

4. 适当吃一些防老抗衰的食物

在确保平衡膳食的前提下，老年人应特别注意每日确保一定数量优质蛋白质的摄入，如吃一些瘦肉、牛奶、蛋、鱼等动物性食物以及各种大豆制品。适当多吃一些具有降低血胆固醇作用的食物，如洋葱、蘑菇、木耳以及海带、紫菜等海生植物，这对于避免动脉硬化、减少脑血管意外有一定作用。每天膳食中蔬菜水果不能缺少，一是确保维生素及无机盐、微量元素供应，二是供应膳食纤维，对于避免患上便秘及心血管疾病具有一定的作用。还可适度食用人参、黄芪、桂圆、山药等抗衰老的药物、食物，可制成药膳食用。

5. 编制合理的营养食谱

要根据个人的年龄、性别、劳动强度、生理状况及营养素供给量标准，根据食品供应情况和经济条件，确定老年人所需能量和各种营养素，适当选择食品的种类和数量，编制切实可行而又完善的食谱，从而合理利用食物，通过平衡膳食达到合理营养的目的。

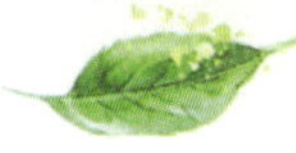

二、营养食谱的编制原则

营养食谱总的编制原则是满足平衡膳食和合理营养的要求，具体编制时应遵循以下几个原则。

1. 满足每日膳食营养素及能量的供给量

要根据老年人的年龄、生理特点、劳动强度选用食物并计算其用量，使一周内平均每天能量及营养素摄入量能达到膳食供给量标准，以满足人体的需要。

2. 各营养素之间比例适当

除了总体达到能量和各种营养素的需要量外，还要考虑各营养素之间的合适比例，充分利用不同食物中营养素之间的互补作用，使其发挥最佳协同效果。

3. 保持食物多样性

中国居民平衡膳食宝塔将食物分为几个大类，每天应从这几大类食物的每一类中适量选用1～3种组成平衡膳食，对同一类食物可更换品种和烹调方法，尽量做到主食有米、有面、有杂粮和副食有荤、有素、有菜汤，注意菜肴的色、香、味、形。

4. 食品安全无害

食物要新鲜卫生，符合国家卫生标准，注意防止食物再污染。

5. 减少营养素的损失

选择食物烹调方法时，要尽量减少营养素的损失。

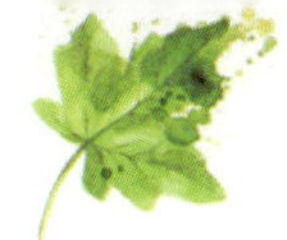

6. 其他因素

考虑老年人饮食习惯、进餐环境、用膳目的和经济条件，结合当地气候情况、食物供应情况、厨房设备条件、家属和照护人员的烹饪技术等因素，编制切实可行的食谱。

7. 及时更换或调整食谱

食谱执行一段时间后应对其效果进行评价，及时更换或调整食谱。

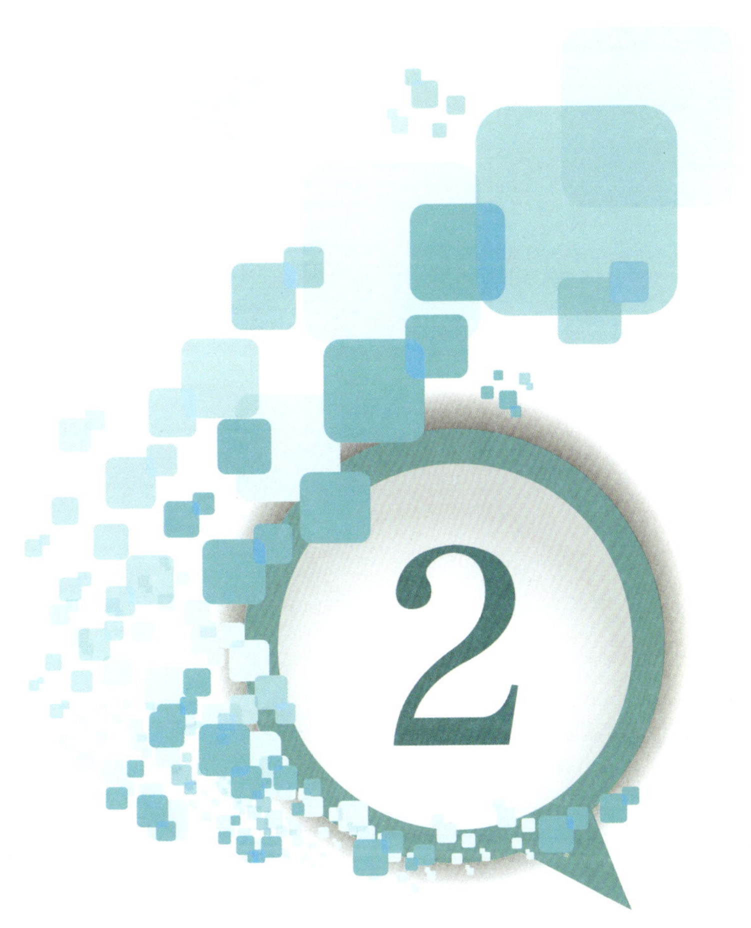
2

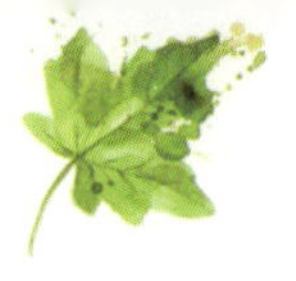

第二章
常见食物营养要知道

第一节　蔬果类食物

一、蔬菜类

1. 豇豆

豇豆，俗称角豆、姜豆、带豆。豇豆分为长豇豆和饭豇豆两种。长豇豆一般作为蔬菜食用，既可热炒，又可焯水后凉拌。饭豇豆一般作为粮食煮粥、制作豆沙馅食用。李时珍称“此豆可菜、可果、可谷，备用最好，乃豆中之上品”。

（1）豇豆提供了易于消化吸收的优质蛋白质、适量的碳水化合物及多种维生素、微量元素等，可补充机体的各种营养素。

（2）豇豆所含维生素 B_1 能维持正常的消化腺分泌和胃肠道蠕动的功能，抑制胆碱酯酶活性，可帮助消化，增进食欲。

（3）豇豆中所含维生素 C 能促进抗体的合成，提高

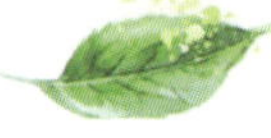

机体抗病毒的能力。

（4）豇豆的磷脂有促进胰岛素分泌、参加糖代谢的作用，是糖尿病人的理想食品。

（5）中医认为豇豆有健脾补肾的功效，对尿频、遗精及一些妇科功能性疾病有辅助功效。

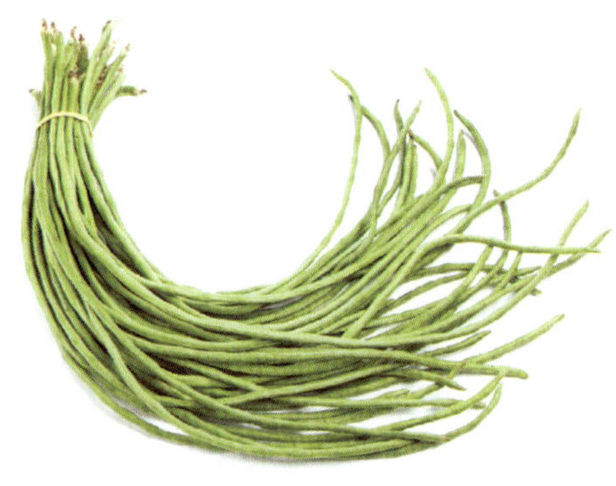

长豇豆

2. 扁豆

扁豆又称藤豆、沿篱豆等，含有蛋白质、酪氨酸酶、氨基酸、氰苷、磷脂、胆固醇、葡萄糖、半乳糖、生物碱、胡萝卜素、维生素 C、钾、磷、铁、锌以及粗纤维素等多种营养成分，这些物质都是人体需要的营养元素。

中医认为扁豆性平味甘，入脾、胃经，具有健脾和胃、消暑化湿等功效。扁豆衣也有与扁豆相同的功效，但其药力较为薄弱，可用于治疗暑热吐泻。

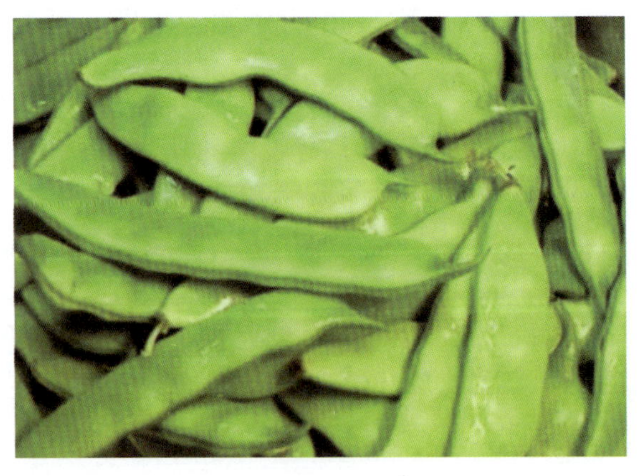

扁豆

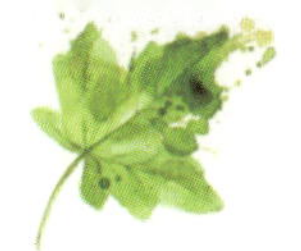

3. 紫菜

紫菜的营养成分特别丰富。每100克紫菜含蛋白质26.7克，居各种海藻类食品之首，与大豆中所含的蛋白质差不多，是蘑菇的9倍、大米的6倍、面粉的3倍；碳水化合物的含量为44.1%，居各种海藻类食品之首；脂肪的含量较低，为0.2%。维生素A和维生素B_1、维生素B_2的含量比较多，维生素A的含量与动物肝脏相当，为牛奶的67倍，比牛肉、猪肝、鸡蛋高得多，维生素B_2的含量比香菇多9倍。此外，紫菜还含有胡萝卜素、烟酸、维生素C、胆碱、多种氨基酸、叶绿素、胶质、半乳糖酶和碘、钙、磷、铁等多种矿物质，这些物质对人体有很高的营养价值。

中医认为紫菜性寒味甘咸，入肺经，具有化痰软坚、清热利尿、补肾养心、降低血压、促进人体代谢等多种功效，还可用于治疗甲状腺肿大、颈淋巴结核、湿性脚气病、慢性支气管炎、咳嗽、夜盲症、贫血、水肿等病症。

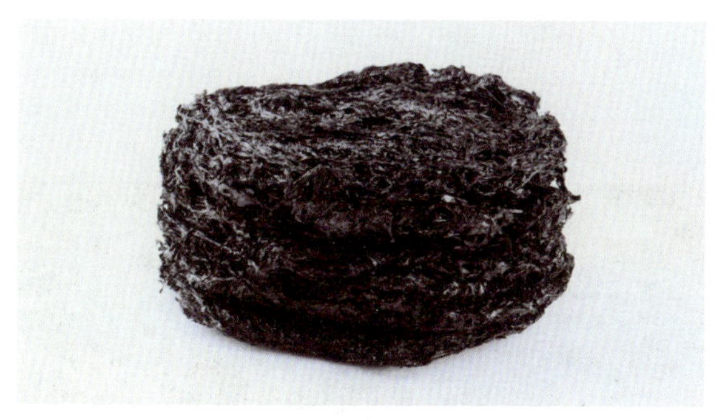

紫菜

4. 辣椒

辣椒的营养很丰富，每100克辣椒的维生素C含量高达185毫克，维生素B_2、胡萝卜素、钙、铁等的含量也非常丰富。

辣椒含有丰富的维生素C，其种子也含有番椒油，可以药用，可作为驱除风寒的药物，且有兴奋神经的作用，对消化不良所引起的肠胃充气、腹部胀满有治疗及预防的功效。

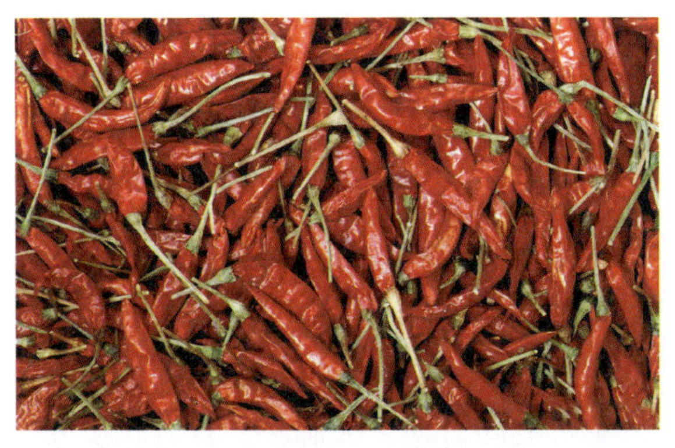

辣椒

5. 金针菜

金针菜又名黄花菜，营养价值很高，含有蛋白质、脂肪、碳水化合物、钙、磷以及多种维生素。特别是胡萝卜素的含量很高，在蔬菜中名列前茅，不亚于胡萝卜。

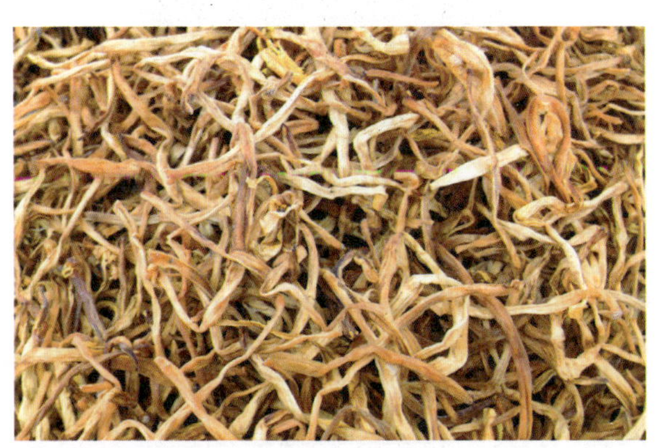

金针菜

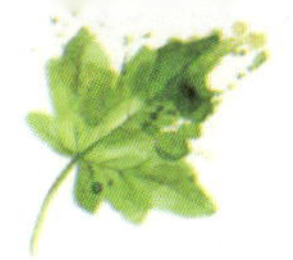

金针菜由于含有冬碱等成分，从而具有止血、消炎、利尿、健胃、安神等功效，其花、茎、叶、根都是很好的药材。

6. 茭白

茭白中水分含量为92.1%，每100克茭白含蛋白质1.5克、脂肪0.1克、碳水化合物4.6克、钙4毫克、磷43毫克、铁0.3毫克、维生素B_1 0.04毫克、维生素B_2 0.05毫克、烟酸0.6毫克、维生素C 3毫克，此外还含有微量的胡萝卜素，且纤维较少。这些营养成分对维持机体的正常生理功能有一定的作用。

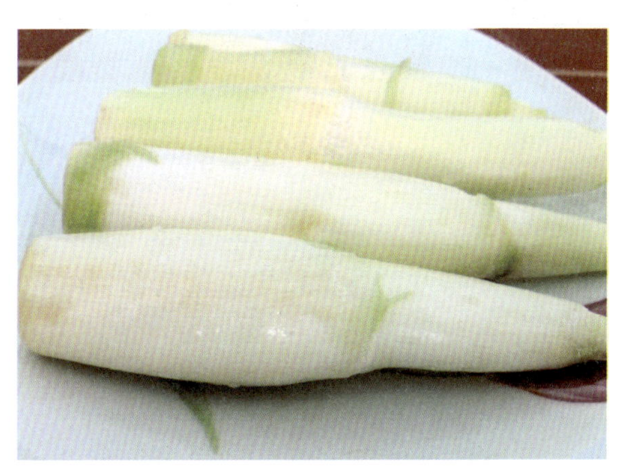

茭白

7. 番茄

番茄又名西红柿，含有多种营养成分，含有较丰富的维生素、无机盐、碳水化合物、有机酸及少量蛋白质、脂肪。特别是维生素C、维生素B_2的含量是苹果的2倍，脂肪、维生素B_1的含量是苹果的3倍，胡萝卜素的含量是苹果的5倍，烟酸含量为果菜之冠；钙、磷、铁、硼、锰、铜等元素含量丰富；此外还含有谷胱甘肽、番茄红素、番茄碱和柠檬酸、苹果酸等。

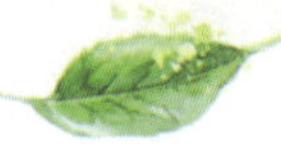

中医认为番茄性微寒味甘酸，入肝、胃经，具有生津止渴、健胃消食、清热消暑、凉血平肝、补肾利尿、降血压等功效。

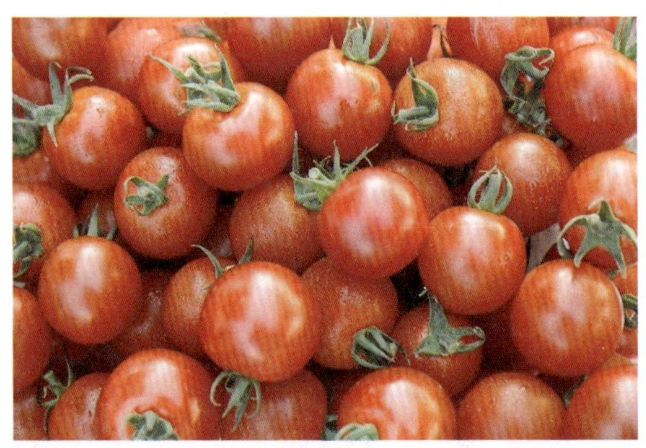

番茄

8. 萝卜

萝卜含有多种营养成分，如蛋白质、葡萄糖、果糖、脂肪、多种氨基酸和丰富的维生素，尤其是维生素 C 的含量比梨和苹果高 8 ~ 10 倍，有“不是水果，胜似水果”之称。此外，萝卜还含有一定量的矿物质和微量元素。

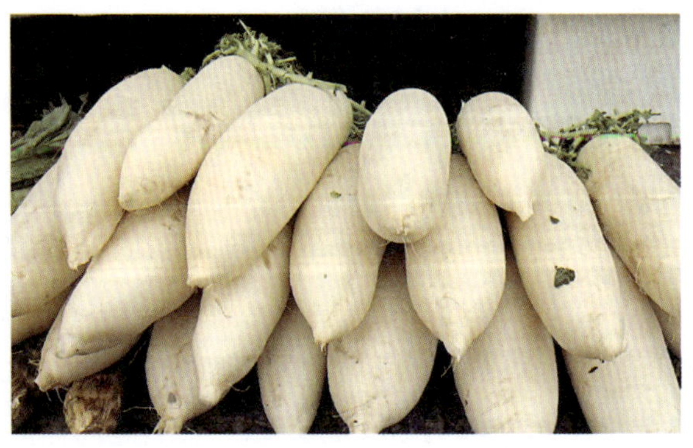

萝卜

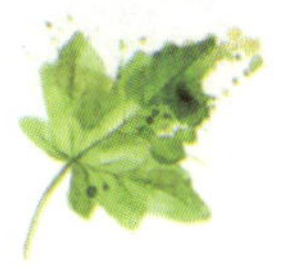

中医认为萝卜性凉味甘辛，入肺、胃经，具有通气行气、宽胸利膈、健胃消食、止咳化痰、除燥生津、解毒散淤、利尿止渴等功效。

9. 胡萝卜

胡萝卜之所以被人们视为菜中上品，是因为它含有丰富的营养。据测定，胡萝卜中胡萝卜素的含量最丰富，是土豆的360倍、芹菜的36倍、苹果的45倍、柑橘的23倍。胡萝卜素可在人体小肠内受酶的作用转变为维生素A。维生素A具有维护上皮细胞的正常功能、防治呼吸道感染、促进人体生长发育、参与视紫红质合成等重要生理功能。

中医认为胡萝卜性微温味甘辛，入肺、脾、肝经，具有下气补中、利胸膈、调肠胃、助消化及防治因维生素A缺乏所引起的疾病等功效。现代医学认为胡萝卜有降压、强心、抗炎症、抗过敏等作用，此外还有防癌作用。

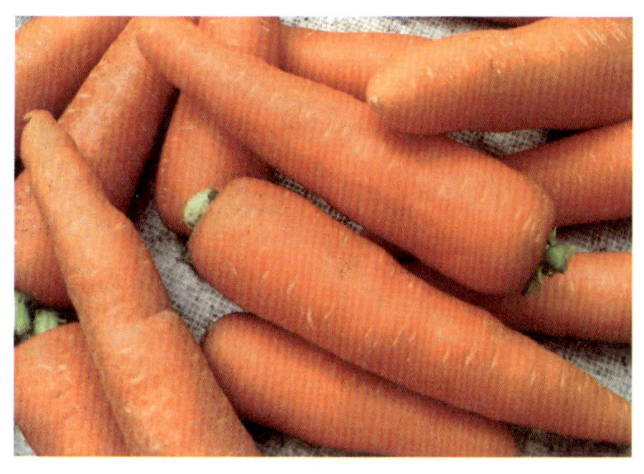

胡萝卜

10. 甜菜

甜菜含有丰富的营养物质。甜菜叶中蛋白质的含量比块根要高出

1～2倍，还含有维生素 B_1、维生素 B_2、维生素 B_6、维生素P、维生素E、烟酸、泛酸、叶酸，也含有丰富的磷、铁、钙、钠、氯等元素和其他多种微量元素。与其他蔬菜相比，甜菜含有较多的钴元素，而钴是合成维生素 B_{12} 必不可少的一种元素；甜菜中含有碘，可以预防和治疗甲状腺肿，对防治动脉粥样硬化也有效；甜菜块根和叶子中都含有甜菜碱，它与胆碱和卵磷脂相似，是新陈代谢的有效调节剂，能加速人体对蛋白质的吸收，改善肝功能；甜菜中还含有皂苷类化合物，这种物质能把肠内的胆固醇结合成不易吸收的混合物；甜菜中含有对治疗高血压颇为有益的镁元素，镁能调节血管的紧张程度和阻止血液中形成血栓；甜菜中还含有大量的维生素和果胶，其中比较少见的维生素U是一种抗胃溃疡剂。

甜菜还具有多种医疗功能。中医认为，食用甜菜可以消除腹内多余的水分，从而缓和腹胀；由于甜菜中含有铁、铜、锰等元素，故食用甜菜汁可以治疗贫血；甜菜汁还可以用于治疗伤风、流脓。

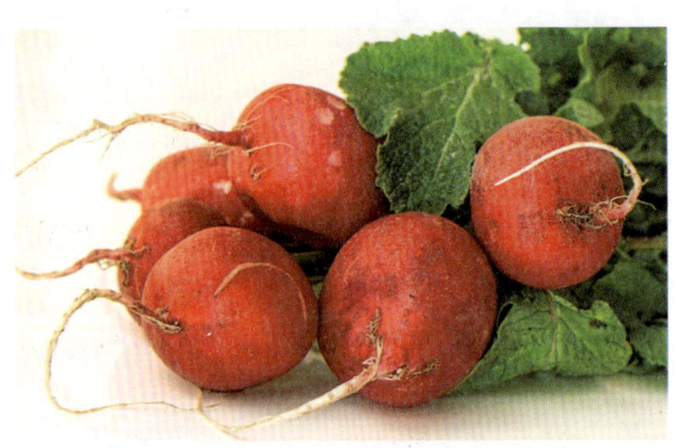

甜菜

11. 茄子

茄子的主要成分是水分，钙、镁的含量也较多。茄子含有丰

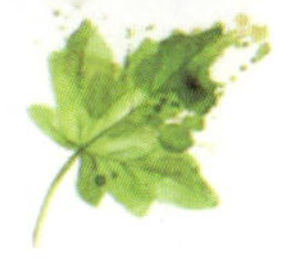

富的营养物质，含有胡萝卜素、维生素B、维生素C、维生素P、维生素E、脂肪、蛋白质、糖类及矿物质。除胡萝卜素、维生素C的含量低于番茄外，茄子中糖类的含量比番茄多1倍，蛋白质、矿物质的含量比番茄多2~3倍，还含有赖氨酸等8种氨基酸。这些物质对人体有重要的营养价值。

中医认为茄子性凉味甘，入大肠、脾、胃经，具有活血散淤、清热解毒、止血止痛、祛风通络、宽肠利气等功效。

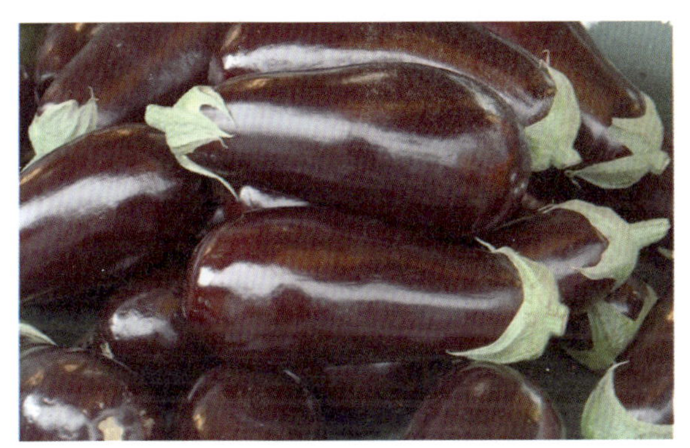

茄子

12. 空心菜

空心菜含有蛋白质、脂肪、糖、无机盐、烟酸、胡萝卜素、维生素B_1、维生素B_2、维生素C等各种营养成分，特别是在其嫩梢中，蛋白质的含量比番茄高4倍多，钙的含量比番茄高12倍多，因此具有凉血止血作用。药理实验证明，紫色空心菜中还含

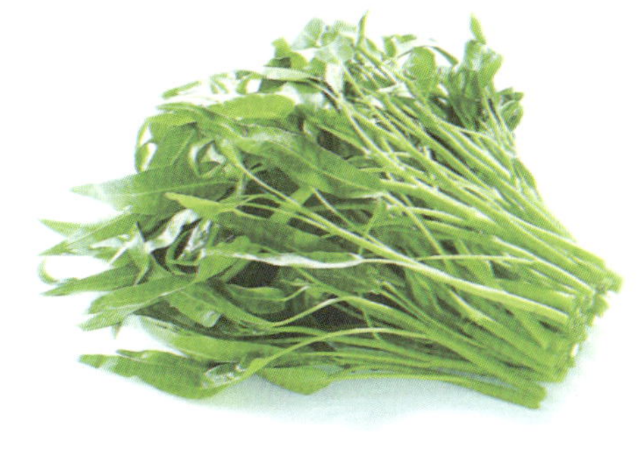

空心菜

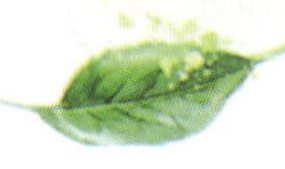

有胰岛素成分，因而能降低血糖，供糖尿病患者食用较为合适。

中医认为空心菜性微寒味甘，具有清热凉血、润肠通便、去口臭、消肿去腐等功效。

13. 莴笋

叶用莴笋含有丰富的无机盐和维生素，茎用莴笋中钙、胡萝卜素和抗坏血酸的含量不及叶用莴笋，每 100 克叶用莴笋中钙、胡萝卜素和抗坏血酸的含量依次为 7.0 毫克、0.02 毫克和 1.0 毫克。莴笋还含有乳酸、苹果酸、琥珀酸、类脂等营养物质。

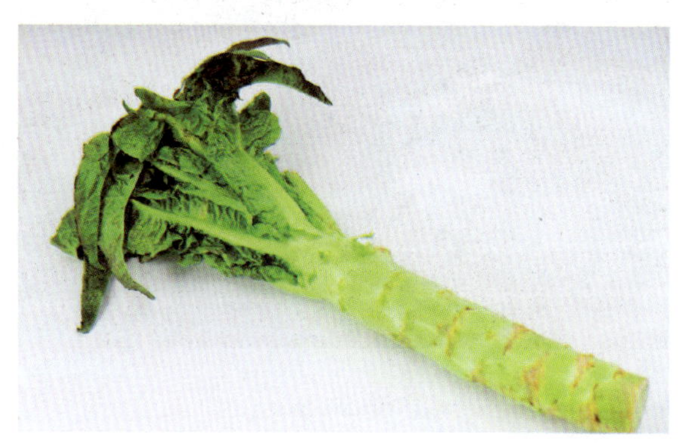

莴笋

14. 荠菜

荠菜所含营养素既丰富又均匀，对机体有全面营养作用，其鲜味也能增进食欲，在叶类蔬菜中其含水量最少。荠菜中蛋白质、钙、维生素 C 的含量比较多。每 100 克鲜荠菜含钙 420 毫克，蛋白质含量在叶菜、瓜果类中也是排在前列的。荠菜也含有一定量的磷、铁、钾、钠、氯、锰、核黄素、胡萝卜素、烟酸等。此外，还含有胆碱、乙酰胆碱、荠菜碱、荠菜酸、黄体酮等。

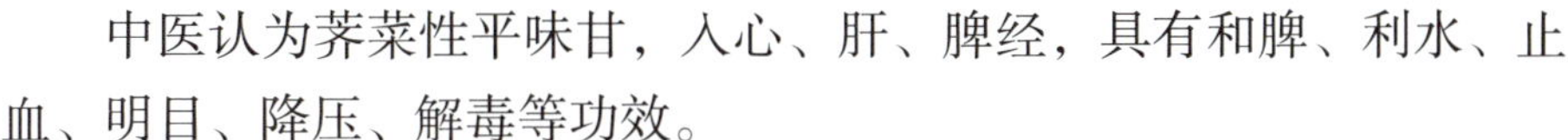

中医认为荠菜性平味甘，入心、肝、脾经，具有和脾、利水、止血、明目、降压、解毒等功效。

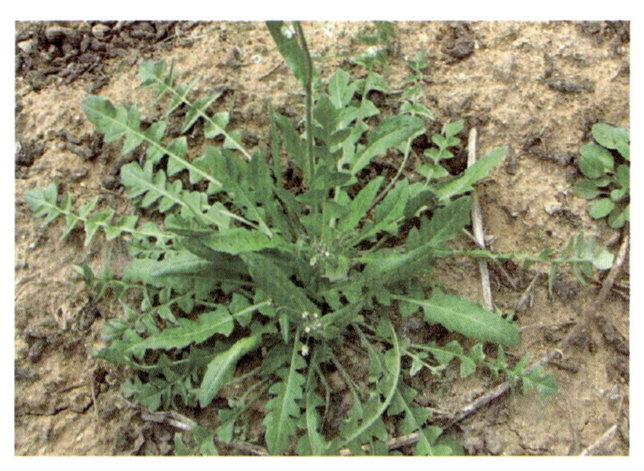

荠菜

15. 大头菜

大头菜含有蛋白质、碳水化合物、粗纤维和钙、磷、铁、钾、钠、镁、氯等多种矿物质，还含有维生素 B_1、核黄素、烟酸等多种维生素，几乎不含脂肪类物质。

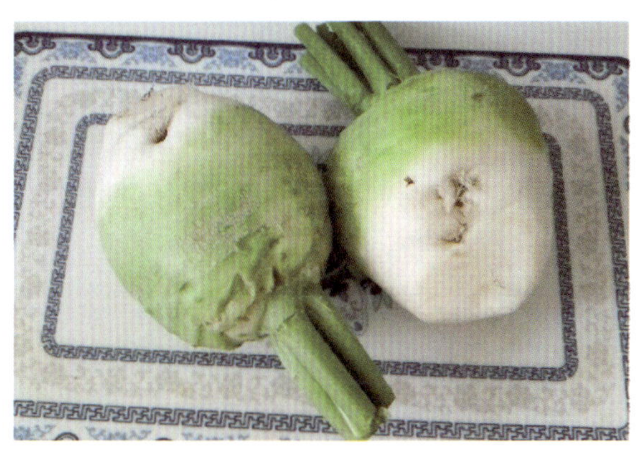

大头菜

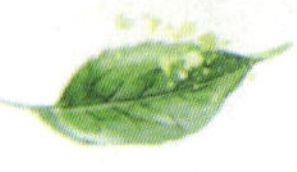

中医认为大头菜性温味辛、苦、甘，入胃经，具有温脾胃、开胃消食、下气宽中、利湿解毒等功效。

16. 菜花

菜花营养丰富，含有蛋白质、脂肪、糖，含有较多的维生素A、维生素B、维生素C和较丰富的钙、磷、铁等物质。特别引人注目的是菜花含维生素C甚多，每100克中约含88毫克，是大白菜的4倍、番茄的8倍、芹菜的15倍、苹果的20倍以上。人体摄入足量的维生素C后，不仅能增强肝脏的解毒能力，促进生长发育，而且有提高机体免疫力的作用，能够防止感冒、维生素C缺乏病等的发生。

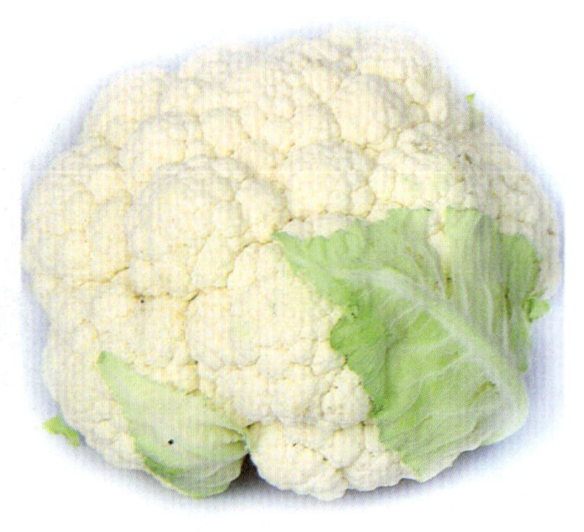

菜花

近年来，科学家经过研究、分析、实验，查明菜花中含有多种吲哚衍生物，具有抗癌的作用。作为一种防癌新秀，它与甘蓝等蔬菜一起被科学家列入了抗癌食谱中。

17. 苋菜

苋菜含有丰富的营养物质。胡萝卜素、烟酸的含量比茄果类蔬菜高2倍以上；钙、铁的含量是鲜菜中比较多的，铁的含量比菠菜多1倍，钙的含量比菠菜多3倍。铁可以合成红细胞中的血红蛋白，有造血和携带氧气的功能。因此，苋菜是一种补血佳蔬，适用于治疗贫血。儿童食用苋菜，对其生长发育特别有益。

中医认为苋菜性凉味甘，入肝、大肠、膀胱经，具有清热明目、

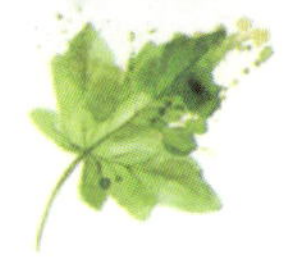

通利二便、收敛消肿、解毒止痢、抗炎止血等功效。

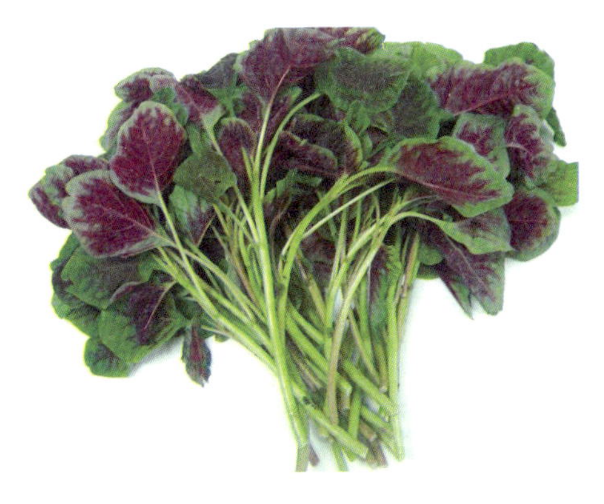

苋菜

18. 芥菜

芥菜为十字花科植物，含有多种维生素和矿物质，含量比较丰富的有钙、铁、磷、碳水化合物、维生素C等。胡萝卜素的含量比大白菜、豆类、瓜类多2～3倍；硫胺素、核黄素、烟酸等的含量比大白菜、圆白菜多1～2倍。芥菜可以补充人体部分营养物质，对人体的生长发育及维持正常生理机能有一定作用。

中医认为芥菜性温味辛，入肺、胃经，具有宣肺豁痰、温中利气等功效。

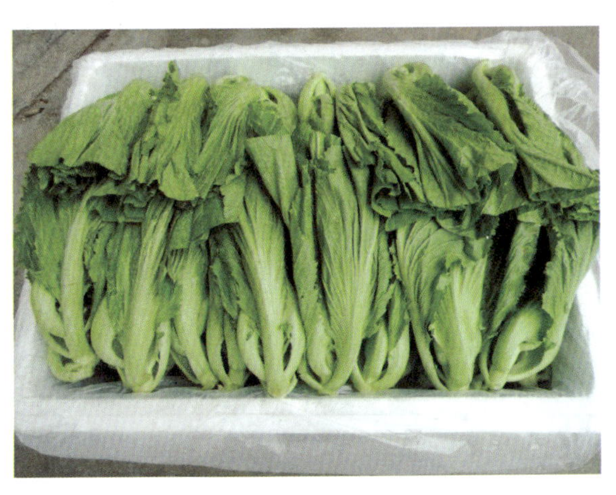

芥菜

19. 芹菜

芹菜含有丰富的营养物质，如蛋白质、脂肪、糖等。芹菜中蛋白质的含量高出一般的瓜果类蔬菜1倍多。此外，还含有两种挥发油：α-芹子烯对人脑中枢神经有安定作用；丁基苯酞是芹菜特殊气味的来源。芹菜中也含有丰富的维生素A、维生素B、维生素C、维生素P和烟酸等，尤其是维生素P具有降低毛细血管通透性、保护和增加小血管的抵抗力、加强维生素C吸收的作用，并具有明显降压作用，因而对高血压、血管硬化和出血性疾病有辅助治疗作用。芹菜还含有芫荽苷、挥发油、甘露醇、肌醇及钙、磷、铁等物质。

中医认为芹菜性凉味甘，入肺、胃、肝经，具有平肝清热、化痰下气、健胃利尿、祛风利湿、镇静降压等功效。

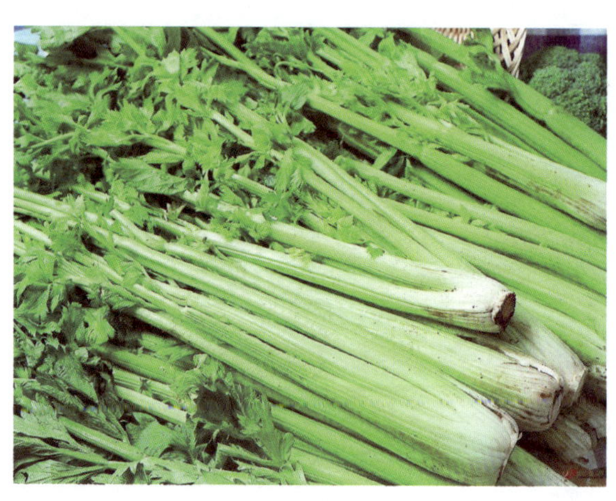

芹菜

20. 菠菜

菠菜含有丰富的营养物质，含有较多的蛋白质、无机盐和各种维

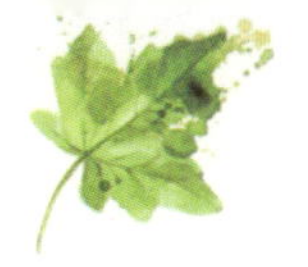

生素。其中，维生素 A 的含量和胡萝卜相当，是白菜的数倍，维生素 C 的含量也较高。这些物质对机体的生长发育和维持正常生理功能有一定作用。

中医认为菠菜性凉味甘，入肺、肠、胃经，具有养血、止血、敛阴润燥、通利肠胃、健脾和中、止渴、解酒毒和热毒等功效。

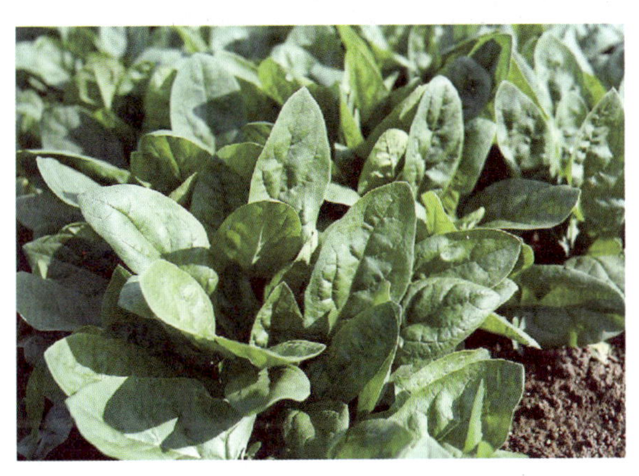

菠菜

21. 韭菜

韭菜含有蛋白质、糖、脂肪、B 族维生素、胡萝卜素、维生素 C 和钙、磷、铁等营养物质，对机体有一定的营养作用。韭菜中还含有丰富的粗纤维，其含量比菠菜高 1～2 倍。韭菜中所含的挥发性精油及含硫化合物，既是韭菜香气来源，又具有降低血脂的作用，对高血脂及冠心病有一定的疗效。

中医认为韭菜性温味辛，入肝、胃、肾经，具有温中行气、健胃提神、益肾阳、暖腰膝、散淤解毒、活血止血、止泻、调和脏腑等功效。

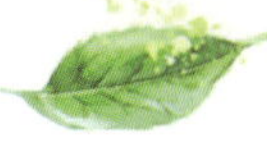

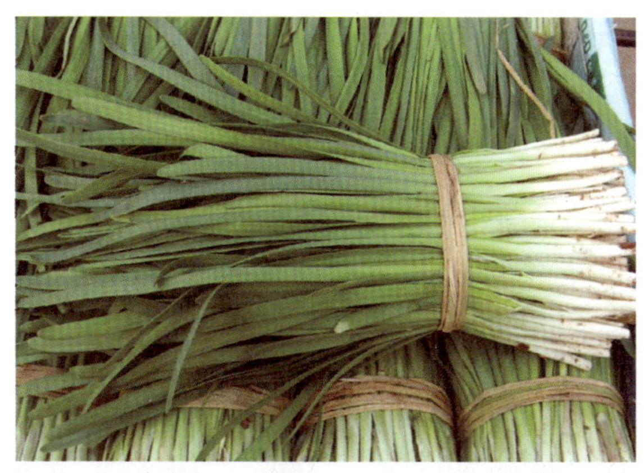

韭菜

22. 油菜

油菜的营养丰富，富含蛋白质、钙、铁、胡萝卜素、维生素 B_2 和维生素 C、维生素 D 等，此外还含有各种食物纤维。

中医认为油菜性凉味辛，有活血化瘀、消肿等功效。油菜的茎叶主治痈肿丹毒，对口腔溃疡、牙龈出血、牙齿松动及皮肤出血有一定疗效。油菜中的植物蛋白含量较多，可用作身体虚弱者的蔬食佳品。

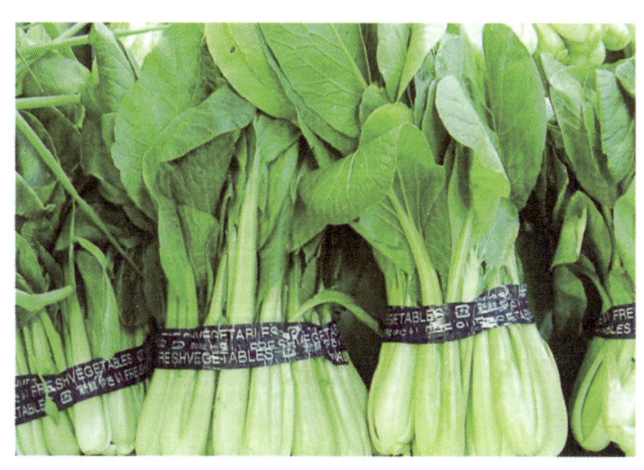

油菜

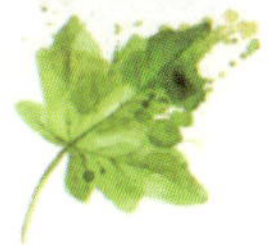

23. 大白菜

大白菜含有丰富的钙和磷，每 100 克大白菜大约含有 10.3 毫克的钙。大白菜中所含的维生素是水溶性维生素，主要是 B 族维生素。大白菜中维生素 C 的含量也相对较高。

中医认为大白菜性平味甘，对人体具有补中、消食、利尿、通便、清肺热、止痰咳、除瘴气等功效。

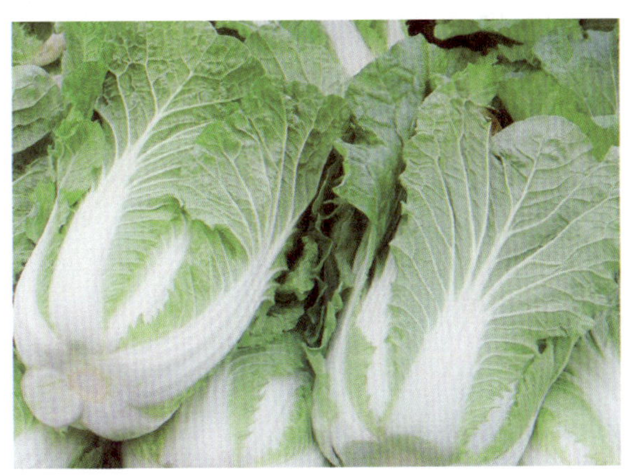

大白菜

二、水果类

1. 香蕉

香蕉的营养非常丰富，每 100 克果肉中含蛋白质 1.2 克、脂肪 0.5 克、碳水化合物 19.5 克、粗纤维 0.9 克、钙 9 毫克、磷 31 毫克、铁 0.6 毫克，还含有胡萝卜素、硫胺素、烟酸、维生素 C、维生素 E 及丰富的微量元素钾等。香蕉含有大量糖类物质及其他营养成分，可充饥、补充营养及能量；香蕉性寒能清肠热，味甘能润肠通便；香蕉能缓和胃酸的刺激，保护胃黏膜；香蕉含血管紧张素转化酶抑制物质，可以抑制血压的升高；香蕉果肉的甲醇提取物对细菌、真菌有抑制作用，可消炎解毒；香蕉含有的大量碳水化合物、膳食纤维等可以防癌抗癌。

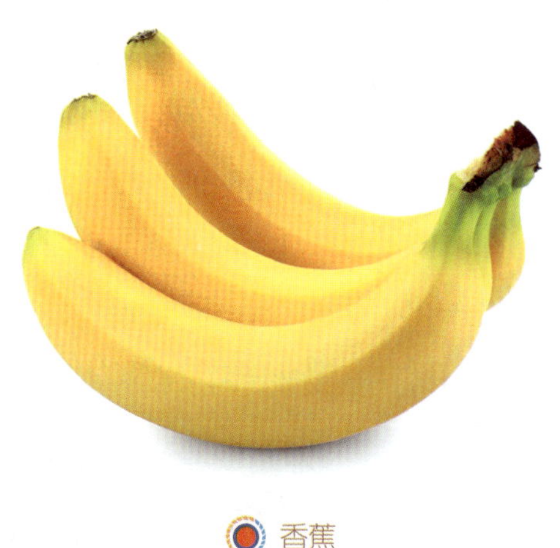
香蕉

中医认为香蕉性寒味甘，具有较高的药用价值，主要功用是清肠胃、治便秘，并有清热润肺、止烦渴、填精髓、解酒毒等功效。由于香蕉性寒，故脾胃虚寒、胃痛、腹泻者应少吃，胃酸过多者最好不吃。

2. 草莓

草莓营养价值丰富，被誉为“水果皇后”，含有丰富的维生素 C、维生素 A、维生素 E、维生素 P、维生素 B_1、维生素 B_2、胡萝卜素、鞣酸、天冬氨酸、草莓胺、果胶、纤维素、叶酸、铁、钙、鞣花酸与花青素等营养物质。尤其是维生素 C 的含量比苹果、葡萄都高 7 ~ 10 倍。而苹果酸、柠檬酸、维生素 B_1、维生素 B_2、胡萝卜素、钙、磷、铁的含量也比苹果、梨、葡萄高 3 ~ 4 倍。

草莓含有丰富的膳食纤维，可促进胃肠道蠕动，促进胃肠道内食物消化，可改善便秘和预防痤疮、肠癌的发生。

3. 葡萄

葡萄不仅味美可口，而且营养价值很高。成熟的葡萄中含糖量高达 10% ~ 30%，以葡萄糖为主。葡萄含有的多种果酸有助于消化，适

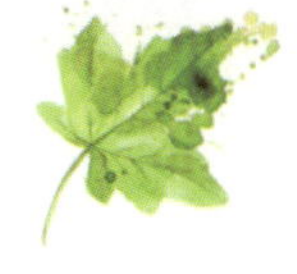

当多吃些葡萄能健脾和胃。葡萄含有钙、钾、磷、铁以及维生素 B_1、维生素 B_2、维生素 B_6、维生素 C 和维生素 P 等多种营养物质，还含有多种人体所需的氨基酸。常吃葡萄对治疗神经衰弱、疲劳过度大有裨益。

中医认为葡萄性平味甘酸，入肺、脾、肾经，有补气血、益肝肾、生津液、强筋骨、止咳除烦、补益气血、通利小便等功效。

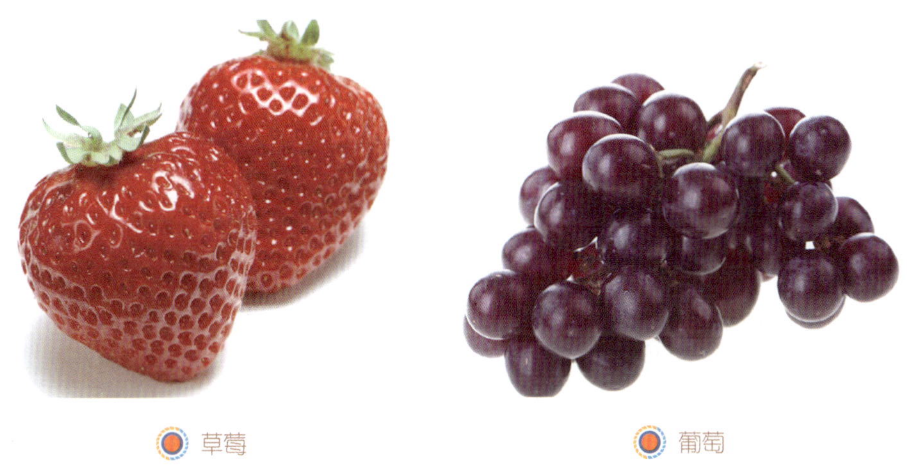

草莓　　葡萄

4. 梨

梨营养丰富，每 100 克梨中含蛋白质 0.1 克、脂肪 0.1 克、碳水化合物 9 克、钙 5 毫克、磷 6 毫克、铁 0.6 毫克、胡萝卜素 0.01 毫克、硫胺素 0.02 毫克、核黄素 0.01 毫克、烟酸 0.1 毫克、抗坏血酸 4 毫克。

中医认为梨性寒味甘，入心、肺、胃经，具有降低血压、清热降火、润肺利尿、镇静等功效。食梨能防感冒，防动脉粥样硬化，抑制致癌物质亚硝胺的形成。梨皮也是一味滋阴润肺、祛痰止咳的良药，有保肝、促进食欲等功效。

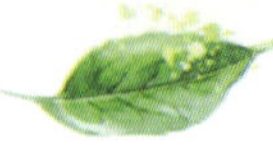

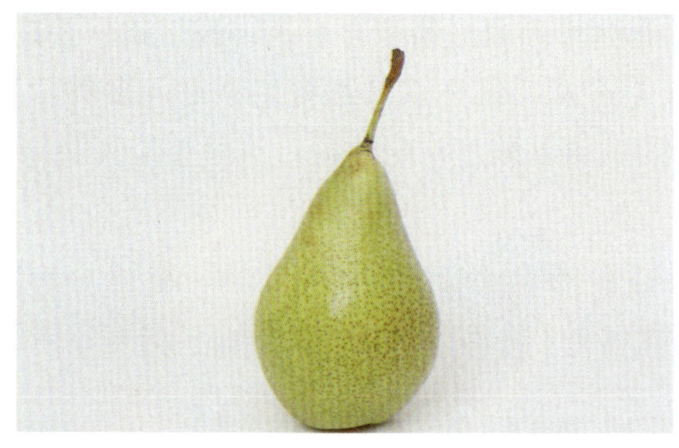

梨

5. 柚子

柚子的营养价值很高，含有丰富的蛋白质、有机酸、维生素以及钙、磷、镁、钠等人体必需的元素。它还含有丰富的维生素 C，每 100 克柚子中含 150 毫克的维生素 C，含量是柠檬和脐橙的 3 倍，这就是柚子被普遍认为可以有效防治一般感冒的原因。柚子的果胶不仅可降低低密度脂蛋白水平，而且可以降低动脉壁的损坏程度。

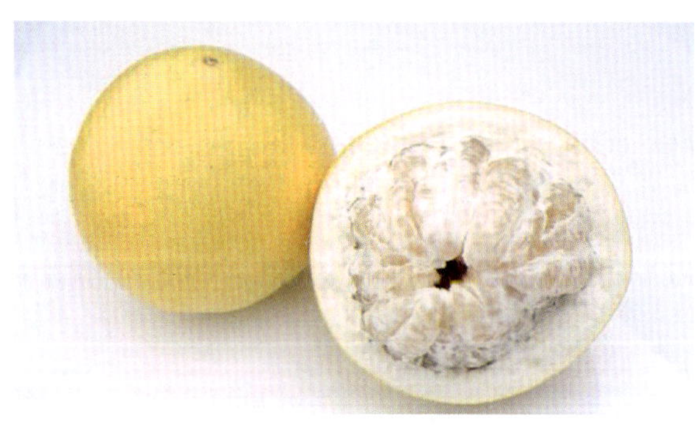

柚子

现代医学研究发现，柚子肉中含有非常丰富的维生素 C 以及类胰岛素等成分，故有降血糖、降血脂、减肥、美肤养颜等功效。经常食

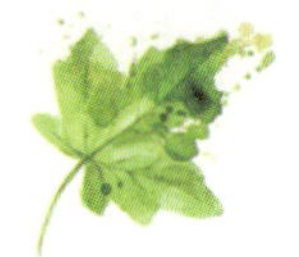

用柚子，对糖尿病、血管硬化等疾病有辅助治疗作用，对肥胖者有健体养颜功效。柚子还具有健胃、润肺、补血、清肠、利便等功效，可促进伤口愈合，对败血症等有良好的辅助疗效。

6. 苹果

苹果酸甜可口，脆嫩多汁，富含糖、蛋白质、钙、磷、铁、锌、钾、镁、硫、胡萝卜素、维生素 B_1、维生素 B_2、维生素 C、烟酸、纤维素等营养成分。研究发现，多吃苹果有增进记忆、提高智力的效果。苹果不仅含有丰富的糖、维生素和矿物质等机体必需的营养素，而且更重要的是富含锌元素。

中医认为苹果具有生津止渴、润肺除烦、健脾益胃、养心益气、润肠、止泻、解暑、醒酒等功效。

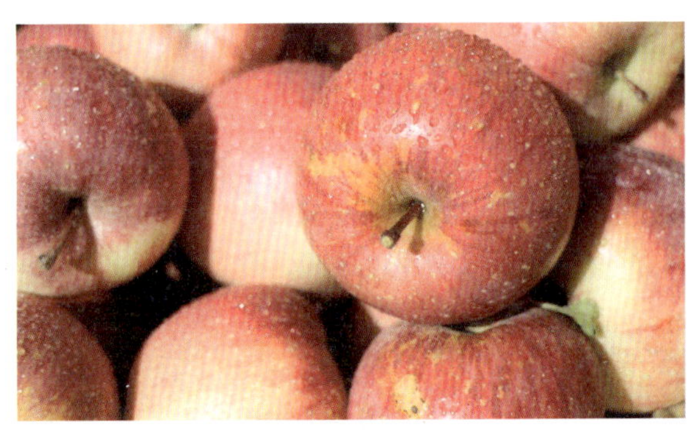

苹果

7. 柠檬

柠檬是世界上最有药用价值的水果之一，它富含维生素 C、糖、钙、磷、铁、维生素 B_1、维生素 B_2、烟酸、奎宁酸、柠檬酸、苹果酸、橙皮苷、柚皮苷、香豆精等，对人体十分有益。

中医认为柠檬性凉味酸甘，有生津、止渴、祛暑等功效。现代医学认为吃柠檬可以预防心血管病，高血压、心肌梗死患者常饮柠檬水对改善其症状有很大益处。

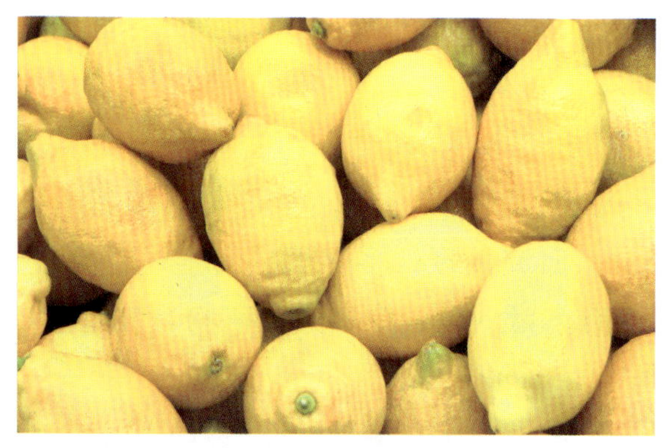

柠檬

8. 西瓜

西瓜味甘多汁，是盛夏佳果。西瓜不含脂肪和胆固醇，含有大量葡萄糖、苹果酸、果糖、精氨酸、番茄素及丰富的维生素 C 等物质，是一种营养、纯净、安全的水果。西瓜瓤肉中含糖量一般为 5%～12%，包括葡萄糖、果糖和蔗糖等。

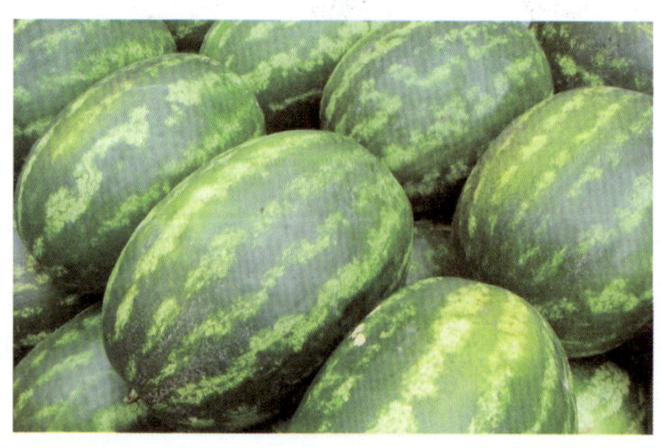

西瓜

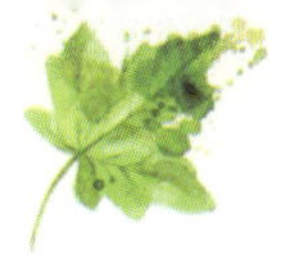

中医认为，西瓜有生津、除烦、止渴、解暑热、清肺胃、利小便、助消化、促代谢等功效，是一种可以滋身补体的食物，适合患有高血压、肝炎、肾炎、肾盂肾炎、胆囊炎以及中暑发热、汗多口渴的人食用。

9. 桂圆

桂圆营养丰富，每 100 克桂圆中含蛋白质 1.2 克、碳水化合物 16.2 克、钙 13 毫克、磷 26 毫克、维生素 C 60 毫克，还含有酒石酸、胆碱等物质。

中医认为桂圆性温味甘，具有补益心脾、养血安神等功效。

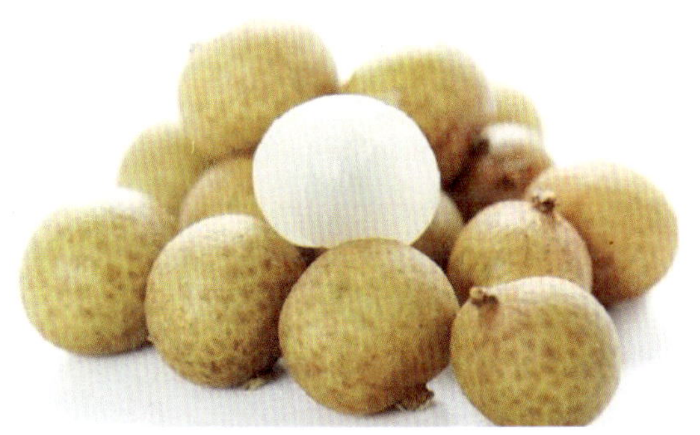

桂圆

第二节　肉、蛋、鱼

一、肉类

1. 牛肉

牛肉被誉为肉类中营养价值排第一的健康食品。它营养丰富，富含钙、磷、铁、硫胺素、烟酸等微量元素及维生素，蛋白质含量可达21%，且脂肪含量较低。牛肉性温味甘，可用于补脾胃、壮腰脚、止消渴、益气血、强筋骨、消水肿。牛肉属温补肉食，不上火，是滋补养生的健康食品，是患慢性腹泻、脱肛、面浮足肿等症时的最佳食品。

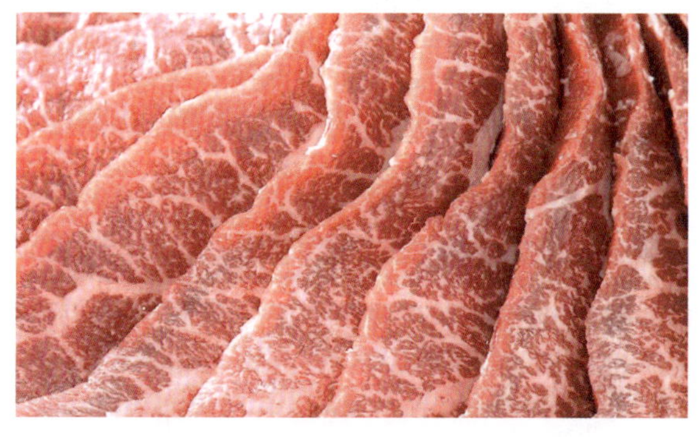

牛肉

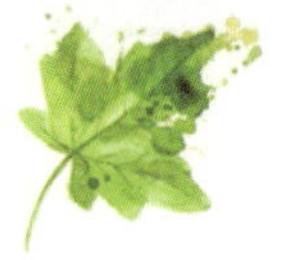

2. 羊肉

羊肉性热味甘，含有丰富的蛋白质、脂肪、磷、维生素 B_1、维生素 B_2 和烟酸等成分，有补气养血、温中暖肾、开胃健力等功效，对气血不足、脾胃虚冷、腹痛、少食或欲呕、肾虚阳衰、腰膝酸软、尿频、阳痿等均有一定疗效。但要注意，羊肉性热，故有发热、牙痛、口舌生疮等症状的人不宜食用。

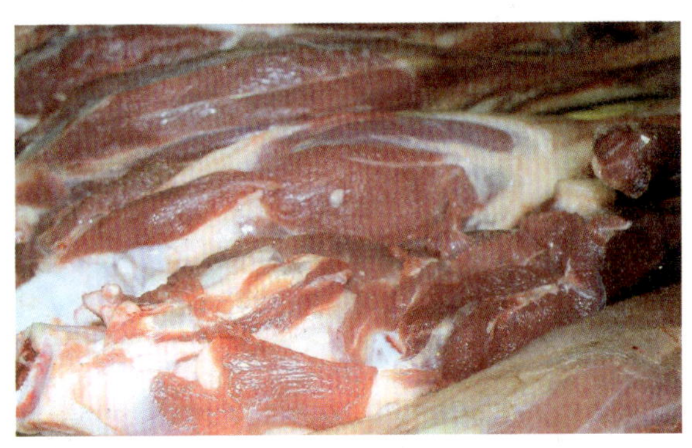

羊肉

3. 猪肉

猪肉性平味甘，富含蛋白质、脂肪、无机盐、维生素等。它有滋阴润燥、营养补虚等功效，可用于治疗热病伤津、消渴瘦弱、燥咳、便秘、风湿痛等症。

4. 猪皮

猪皮性凉味甘，含有大量的蛋白质、动物胶质，是一种优良的营养滋补品。猪皮中蛋白质的主要成分为胶原蛋白和弹性蛋白，其中胶原蛋白占85%。猪皮有延缓机体衰老的作用，还可滋阴养心、补血、活血、止血、止咽喉肿痛，对下痢、贫血、声音嘶哑等均有疗效。

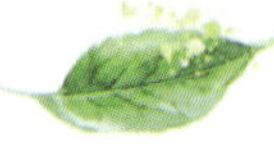

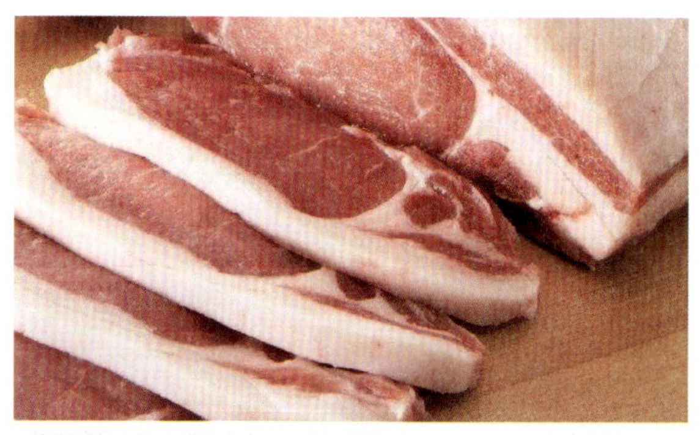

猪肉

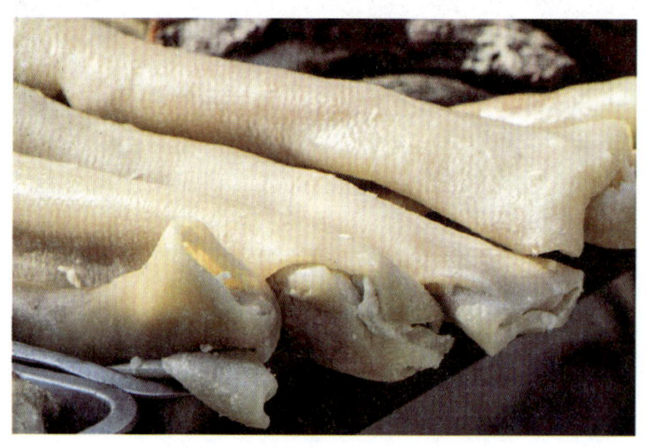

猪皮

5. 猪蹄

猪蹄性平味甘咸，有补血润燥、促进机体伤口愈合、通经活络、解除热毒等功效。猪蹄富含钙质，加醋同煲可使猪蹄中的钙质分解，从而容易被吸收。

6. 猪骨

猪骨熬成的骨头汤有多种养生功效。其蛋白质的含量高于奶粉，铁、钠等的含量远远高于鲜肉，钙的含量更是远非很多其他食物所能

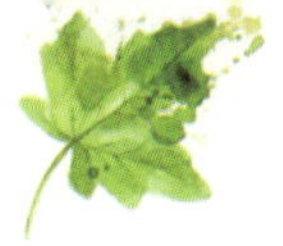

比。老年人经常食用骨头汤，不仅可有效延缓衰老，还可防治骨质疏松症。

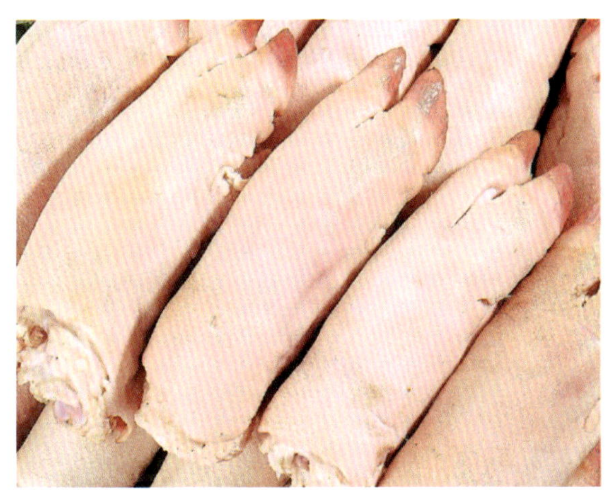

猪蹄

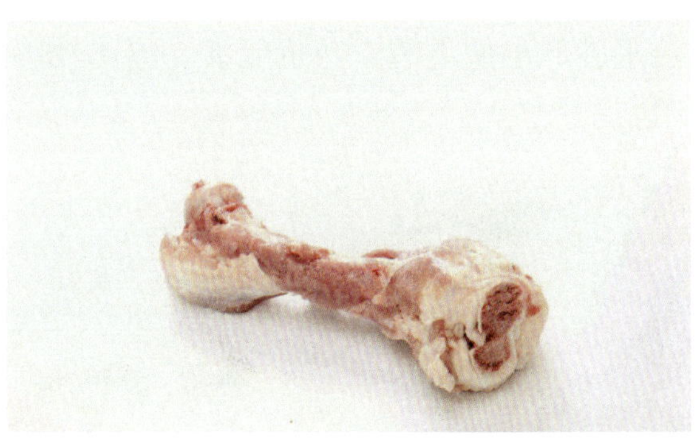

猪骨

7. 鸡肉

鸡肉性平味甘咸，含有蛋白质、脂肪、钙、磷、铁及维生素 A、维生素 C、维生素 E 等，有补益五脏、养血补精、助阳、补虚等功效。若加人参与鸡同蒸或煮，则补益作用更好。

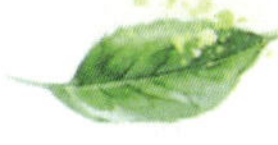

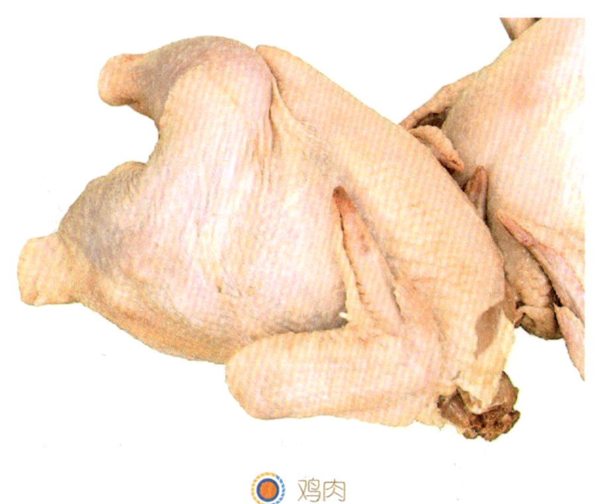

鸡肉

8. 鸭肉

鸭肉性平味甘咸，含有蛋白质、脂肪、碳水化合物、硫胺素、核黄素、烟酸等，有利水消肿、滋阴养胃、清虚热、补虚损等功效，可治痨热、咳嗽、水肿、小便不利、热痢等症。鸭肉较鸡肉性凉，适合体内有热者食用。

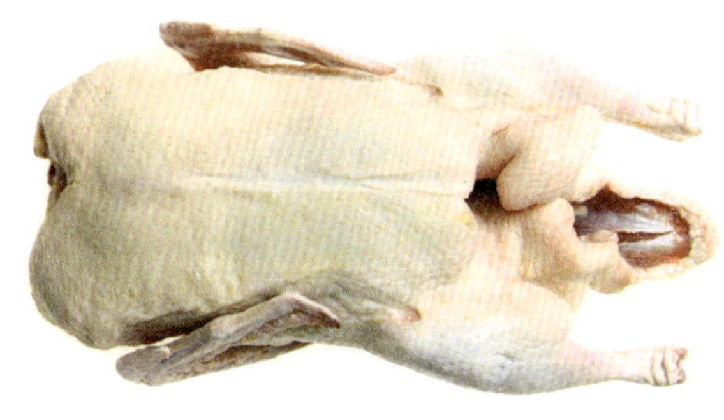

鸭肉

9. 鹅肉

鹅肉性平味甘，营养价值较高，蛋白质含量可达22.3%，比牛

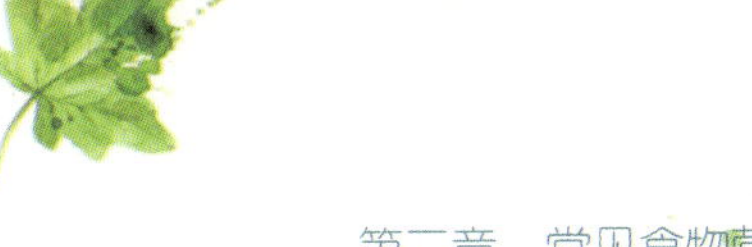

肉、羊肉还高。鹅肉中脂肪含量较低，且多为有益健康的不饱和脂肪酸。同时，鹅肉还具有药用、食疗功能，有益气补虚、和胃止渴、补虚羸、止消渴等功效。

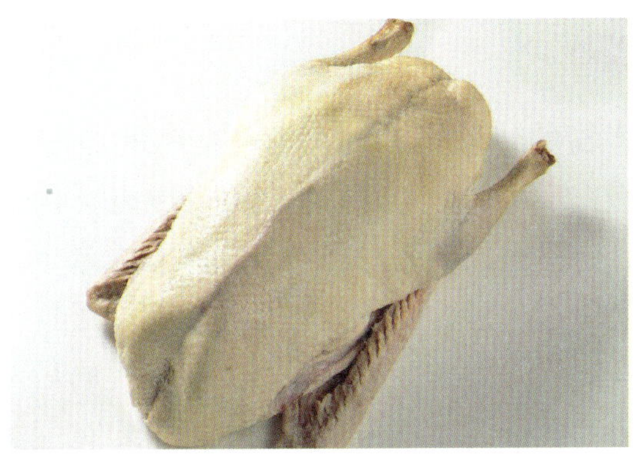

鹅肉

10. 鹌鹑肉

鹌鹑肉性平味甘，肉质鲜美芳香，并富含谷氨酸。同时，鹌鹑肉中微量元素、氨基酸的含量也极为丰富。鹌鹑肉以丰富的营养和药用价值被称为“动物人参”，既有补益作用，又可治病，可补中益气、清热消疳。

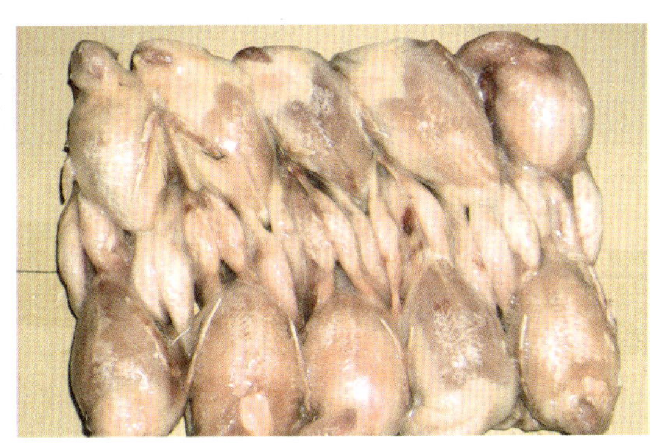

鹌鹑肉

二、蛋类

1. 鸡蛋

鸡蛋含有丰富的优质蛋白，每 100 克鸡蛋含 12.7 克蛋白质，两只鸡蛋所含的蛋白质大致相当于 50 克鱼或瘦肉所含的蛋白质。鸡蛋所含蛋白质的消化率相比牛奶、猪肉、牛肉和大米也是比较高的。鸡蛋中蛋氨酸含量特别丰富，而谷类和豆类中都缺乏这种人体必需的氨基酸，因此将鸡蛋与谷类或豆类混合食用，能提高后两者的生物利用率。鸡蛋中脂肪的含量为 10%～15%，主要集中在蛋黄中，蛋清中的脂肪极少，脂肪呈乳融状，易被人体吸收。

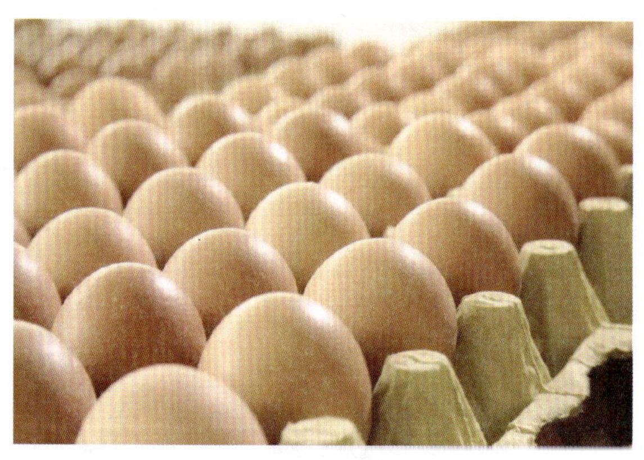

鸡蛋

鸡蛋还含有其他重要的微量元素，如铁、钾、钠、镁、磷等，特别是每 100 克蛋黄中含铁 7 毫克。鸡蛋特别是蛋黄中维生素 A、维生素 B_2、维生素 B_6、维生素 D、维生素 E 及生物素的含量也很丰富，其中维生素 A、维生素 D、维生素 E 与脂肪溶解后容易被机体吸收利

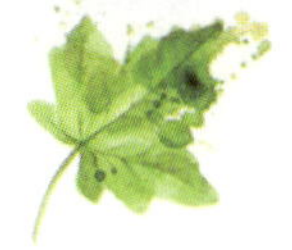

用。不过，鸡蛋中维生素 C 的含量比较少，应注意与富含维生素 C 的食物配合食用。

2. 鸭蛋

鸭蛋含有蛋白质、磷脂、维生素 A、维生素 B_1、维生素 B_2、维生素 D、钙、钾、铁、磷、锌、硒等营养物质。鸭蛋中各种矿物质的总量超过鸡蛋很多，矿物质含量为 1%～1.5%，主要集中在蛋黄部分。人体中迫切需要的铁和钙，在鸭蛋中含量更是丰富，对骨骼发育有益，并能预防贫血。鸭蛋中所含的卵磷脂具有降低胆固醇的功能，并能促进脂溶性维生素的吸收。鸭蛋含有较多的维生素 B_2，是补充 B 族维生素的理想食品之一。鸭蛋中蛋氨酸和苏氨酸的含量也很丰富。中医认为，鸭蛋性凉味甘，有滋阴养血、清肺、丰肌、泽肤等作用。

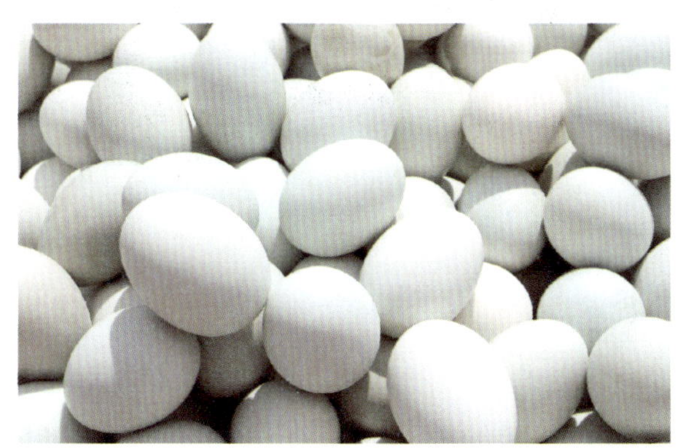

鸭蛋

3. 鹌鹑蛋

鹌鹑蛋含有丰富的蛋白质、脑磷脂、卵磷脂、赖氨酸、胱氨酸、维生素 A、维生素 B_1、维生素 B_2、铁、钙、磷等物质。拿相同重量可食部分的鸡蛋和鹌鹑蛋进行比较，鹌鹑蛋中维生素 A、磷脂的含量都

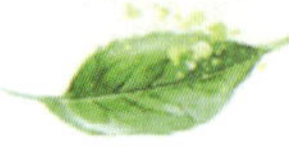

稍高于鸡蛋，并且消化吸收率也要比鸡蛋高一些。鹌鹑蛋中维生素 B_2 的含量是鸡蛋的 2 倍，能促进生长发育。鹌鹑蛋中维生素 D 的含量是其他蛋类所不能比拟的，它是大脑记忆和信息处理的必需营养素。鹌鹑蛋对神经衰弱、失眠多梦、女性月经不调、缺铁性贫血、身体虚弱、皮肤护理等有很大的改善作用，其含有的芦丁有降低血压的作用。但是鹌鹑蛋中胆固醇的含量较其他蛋类高一点，患高胆固醇、心脑血管疾病的人应该少吃。

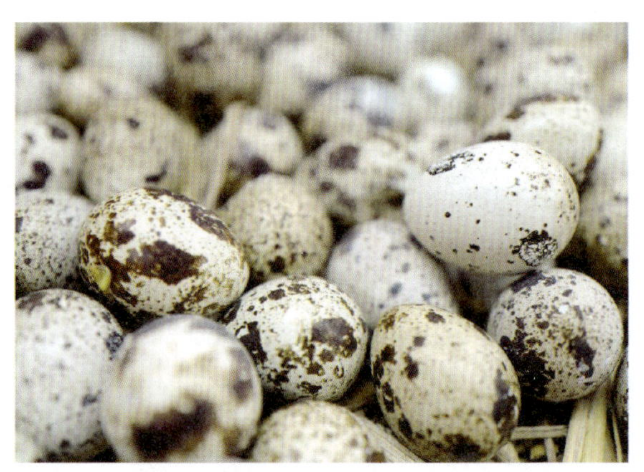

鹌鹑蛋

4. 鹅蛋

在各种蛋类中，鹅蛋中胆固醇的含量最高，每 100 克蛋黄含有 1 696 毫克胆固醇，同量的鸡蛋黄、鸭蛋黄也只含 1 510 毫克。鹅蛋蛋黄中铁的生物利用率较低，仅为 3% 左右。研究证明其蛋黄中含有一种碱性物质，常吃对内脏有损害。鹅蛋中脂肪的含量很高，其热量比其他蛋类也要高，如果烹调不当，其口感不如其他蛋类细腻可口。

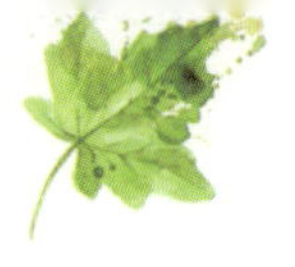

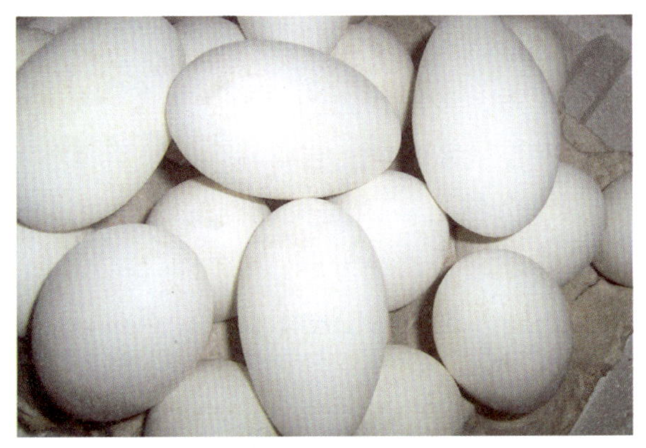

鹅蛋

5. 鸽子蛋

鸽子蛋含有优质的蛋白质、磷脂、铁、钙、维生素 A、维生素 B_1、维生素 D 等营养成分，有改善皮肤细胞活性、提高皮肤弹性、增加面部红润度等功效。鸽子蛋中核黄素的含量是鸡蛋的 2.5 倍，蛋白质和脂肪的含量稍低于鸡蛋，钙和铁元素的含量均高于鸡蛋。

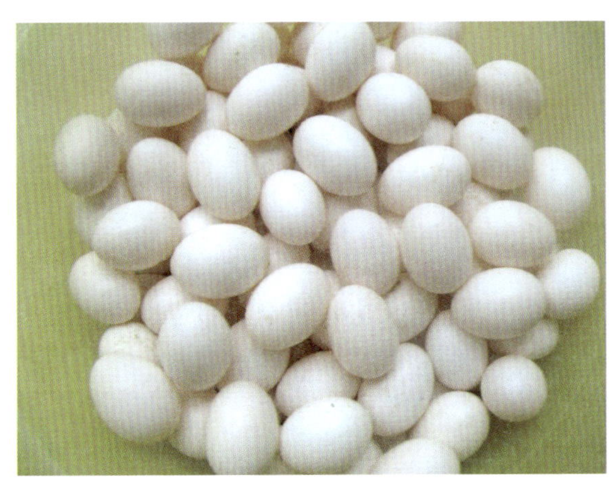

鸽子蛋

6. 松花蛋

松花蛋，又称皮蛋，多以鸭蛋为原料。加工好的松花蛋，蛋白表层呈黑色凝固状，中心呈浆糊状。它营养丰富，其维生素 A 和 B 族维生素的含量与鲜蛋十分接近。因为在腌制的过程经过了强碱的作用，所以松花蛋中蛋白质及脂质已经分解，变得较容易消化吸收，胆固醇也变得较少。此外，因为制作时使用了铁剂，其含铁量也较高。

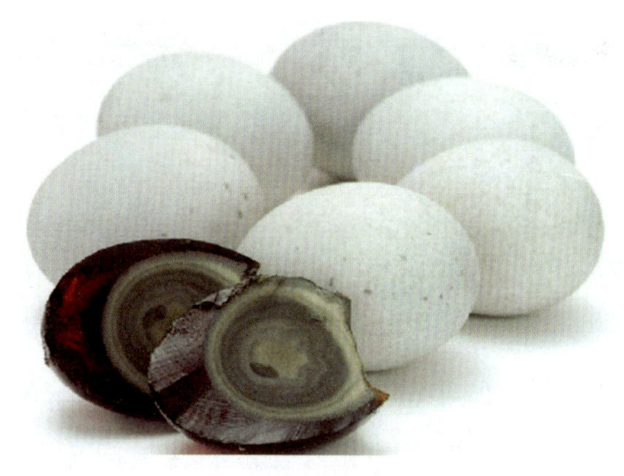

松花蛋

三、水产品

1. 胖头鱼

胖头鱼也叫鳙鱼，其性温味甘，具有暖胃、补虚、化痰、平喘等功效，可用于治疗脾胃虚寒、痰多、咳嗽等症。

2. 鲫鱼

鲫鱼性温味甘，具有益气健脾、利水消肿、清热解毒、通络下乳等功效。

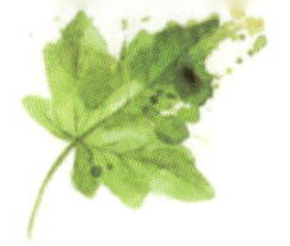

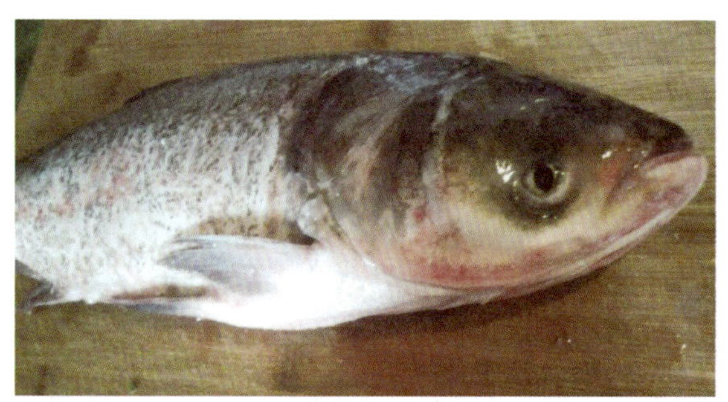

胖头鱼

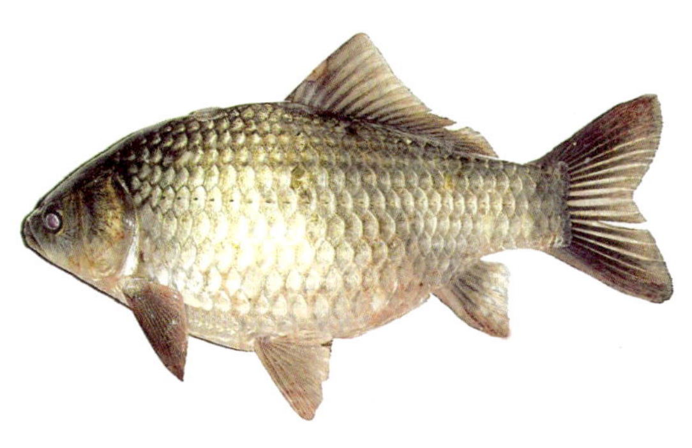

鲫鱼

3. 墨鱼

墨鱼具有滋肝补肾、补益气血、清胃去热等功效。

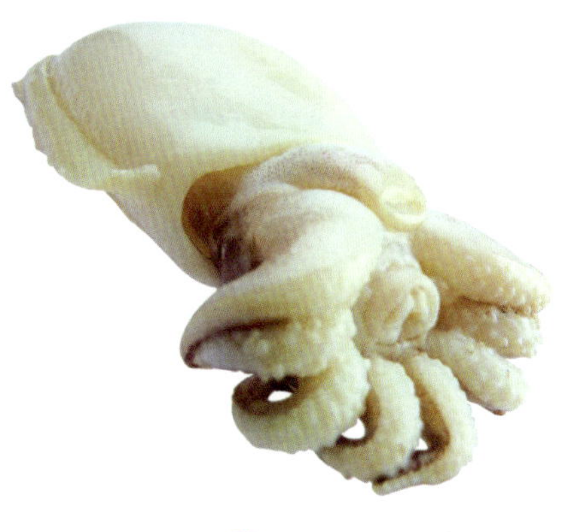

墨鱼

4. 鲤鱼

鲤鱼性平味甘，具有健脾开胃、利尿消肿、止咳平喘、清热解毒等功效。由于鲤鱼的视网膜上含有大量的维生素 A，因此，吃鲤鱼可以明目。

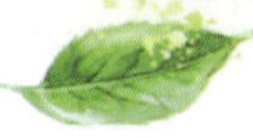

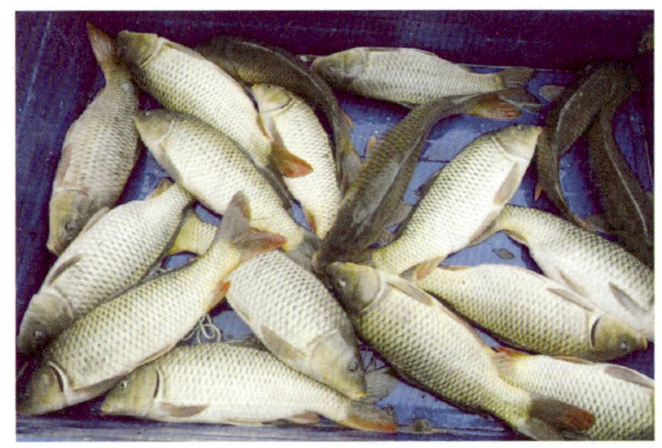

鲤鱼

5. 鲢鱼

鲢鱼性温味甘，具有温中益气、暖胃、滋润肌肤等功效，能起到祛除脾胃寒气、利水、止咳的作用。

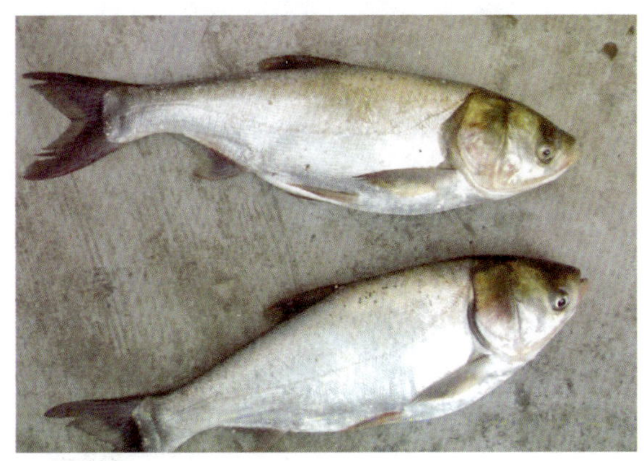

鲢鱼

6. 草鱼

草鱼性温味甘，具有暖胃、平肝祛风等功效，是温中补虚的养生食品。

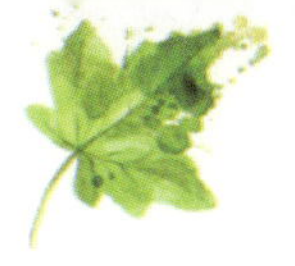

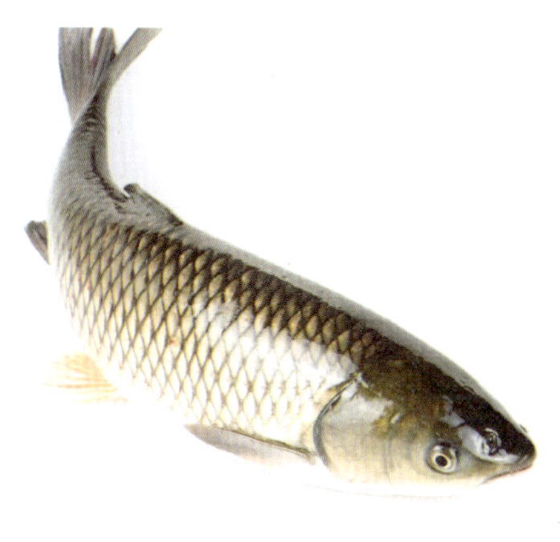

草鱼

7. 黄鳝

中医认为黄鳝入肝、脾、肾三经，具有补虚损、祛风湿、强筋骨等功效，对血糖也有一定的调节作用。

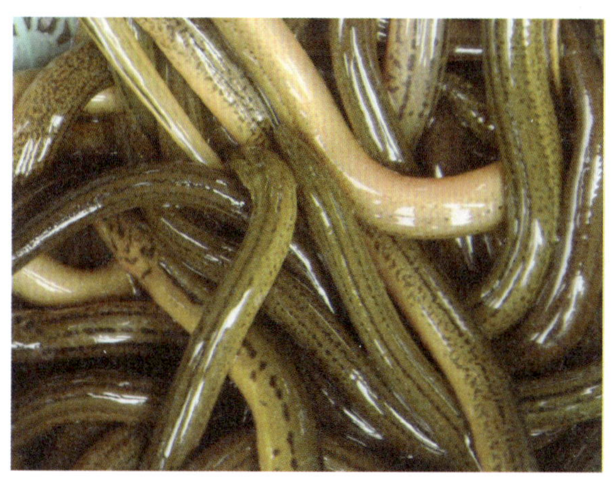

黄鳝

8. 黑鱼

黑鱼具有补脾利水、去瘀生新、清热祛风、补肝肾等功效。

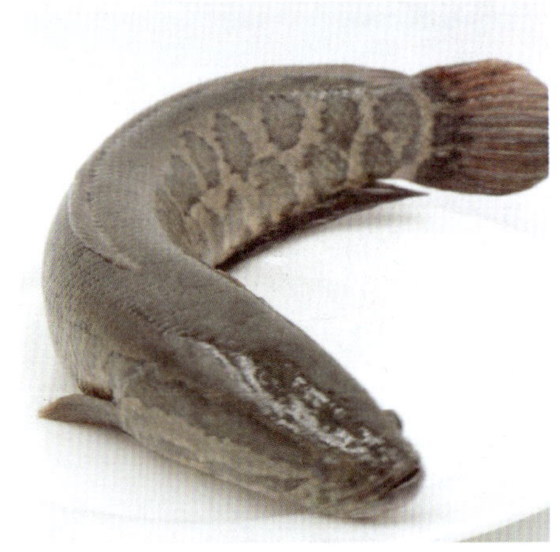

黑鱼

9. 鳟鱼

鳟鱼营养十分丰富，它性温味甘，有暖胃的作用。

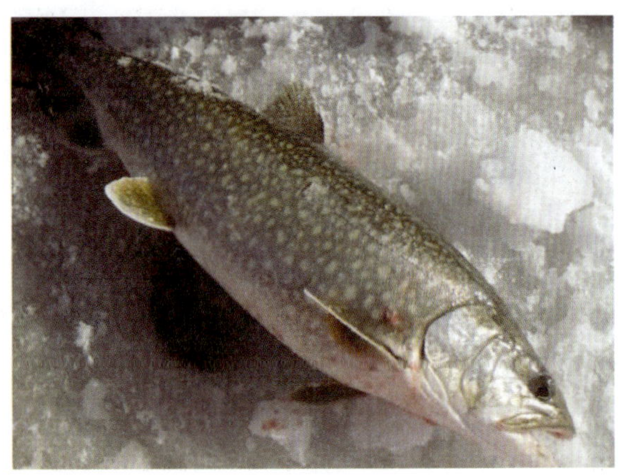

鳟鱼

10. 青鱼

青鱼具有补气养胃、祛湿利水、祛风除烦等功效，其所含锌、硒

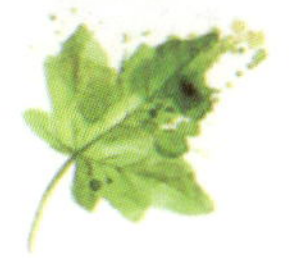

等微量元素有助于抗癌。

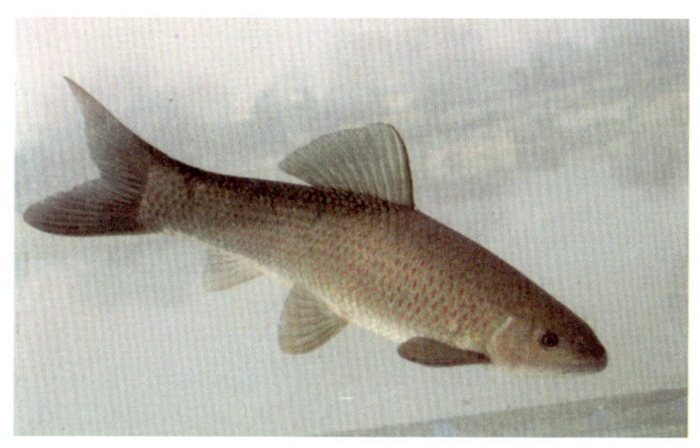

青鱼

11. 鳗鱼

鳗鱼具有益气养血、柔筋利骨等功效。

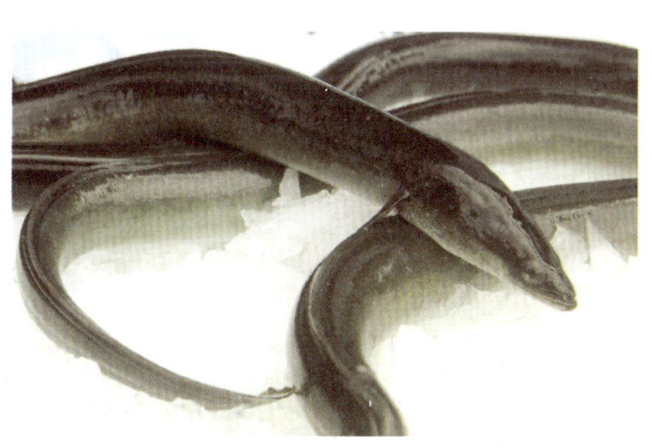

鳗鱼

12. 泥鳅

泥鳅具有补中益气、祛除湿邪、解渴醒酒、祛毒除痔、消肿护肝等功效。

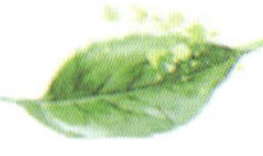

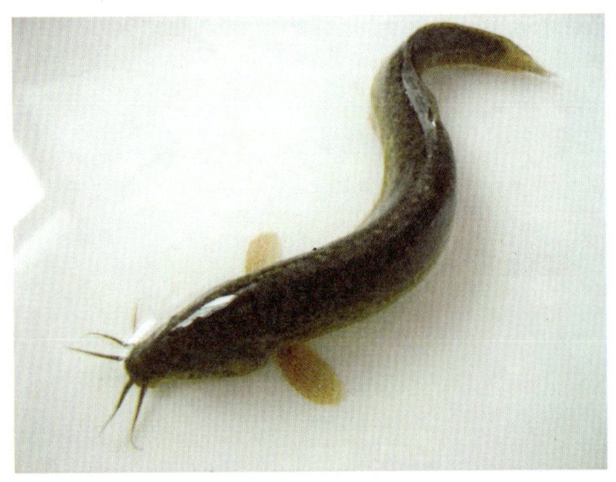

泥鳅

13. 贝类

贝类含有可降低血清胆固醇的代尔太 7– 胆固醇和 24– 亚甲基胆固醇，它们有抑制胆固醇在肝脏合成和加速排泄胆固醇的独特作用，从而可以使体内胆固醇下降。人们在食用贝类食物后，常有一种清爽宜人的感觉，这对解除一些烦恼症状无疑也是有益的。

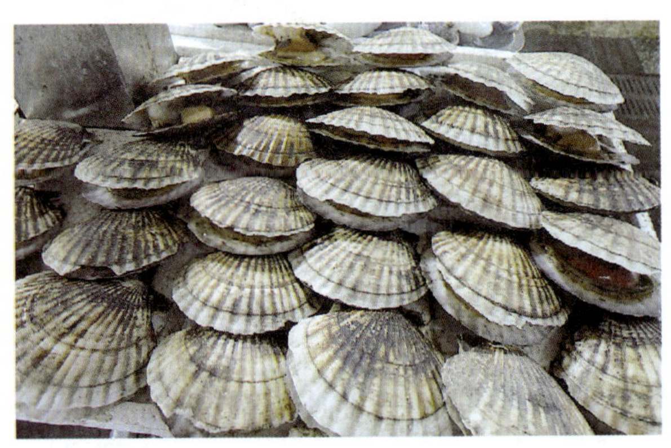

贝类

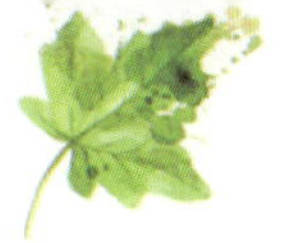

14. 带鱼

带鱼具有补脾益胃、补虚益血、润肤美发等功效。带鱼富含蛋白质、钙、镁，还含有较丰富的铁、锌、铜、锰、钴、硒、维生素 A、维生素 B_1、维生素 B_2 等营养物质。

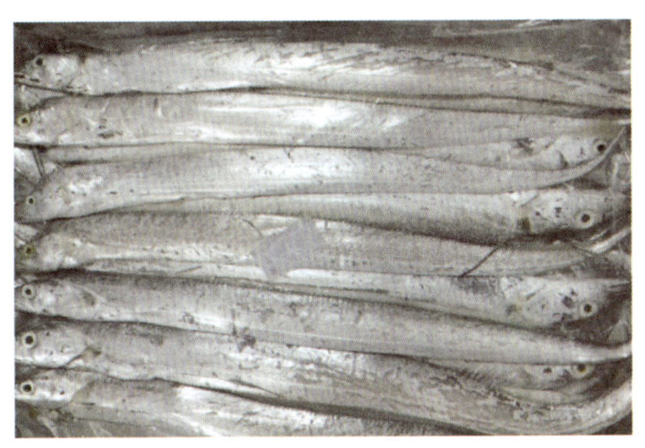

带鱼

15. 蟹

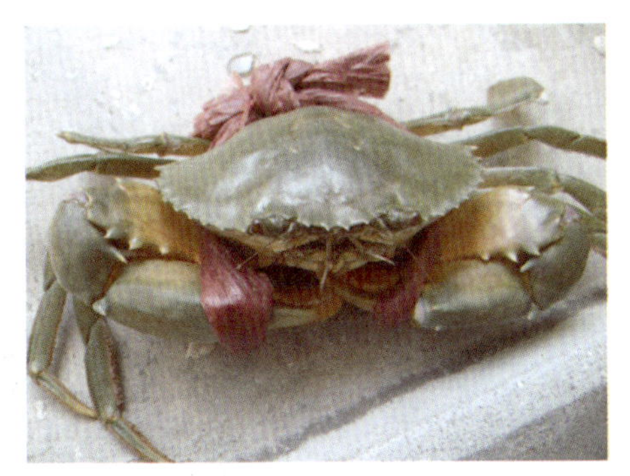

蟹

蟹按养殖的水域不同，有河蟹与海蟹之分。海蟹中糖和钾、钠、钙、镁、硒等元素均比河蟹的含量高，而维生素的含量比河蟹低。蟹肉中蛋白质的含量与猪肉、牛肉、羊肉的含量相近，脂肪的含量与鸡肉和其他鱼类也相近，但含糖量比其他鱼类稍高。蟹多在秋高气爽的季节大量上市，此时的蟹膏肥体壮，食之尤佳。蟹性寒味咸，具有滋阴、清热、散血、养筋益气等功效。

16. 三文鱼

三文鱼含有丰富的不饱和脂肪酸，能有效提升高密度脂蛋白胆固醇，能降低血脂和低密度脂蛋白胆固醇，能防治心脑血管疾病。三文鱼所含的Ω-3脂肪酸更是脑部、视网膜及神经系统必不可少的物质，有增强脑功能、防治老年痴呆和预防视力减退的功效。三文鱼能有效预防糖尿病等慢性疾病的发生、发展，具有很高的营养价值，享有“水中珍品”的美誉。

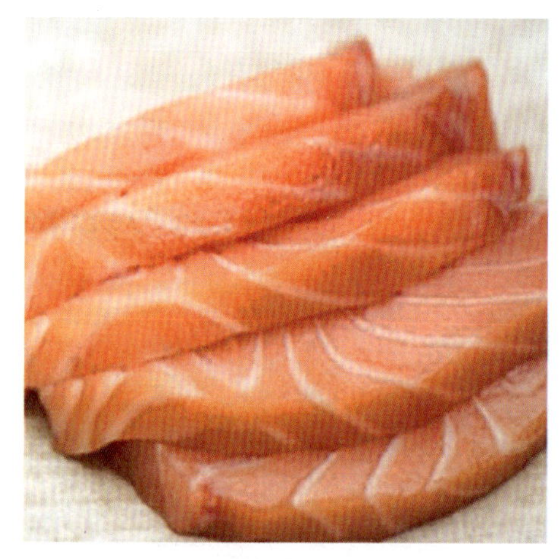
三文鱼

17. 蚬子

蚬肉含有蛋白质、多种维生素和钙、磷、铁、硒等人体所需的营养物质，还含有微量的钴，对维持人体造血功能和恢复肝功能有较好效果，营养价值颇高。

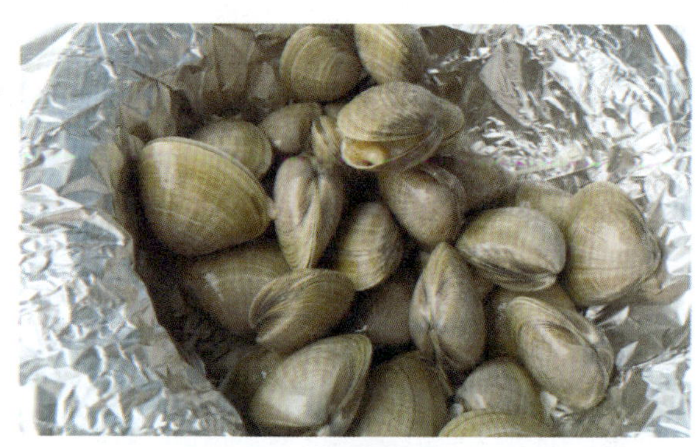
蚬子

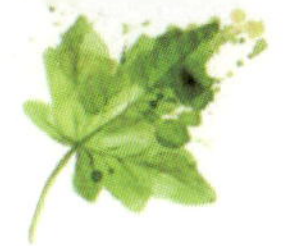

18. 虾

虾含有丰富的蛋白质，营养价值很高，同时含有丰富的矿物质，如钙、磷、铁等。海虾还富含碘，对人的健康大有裨益。

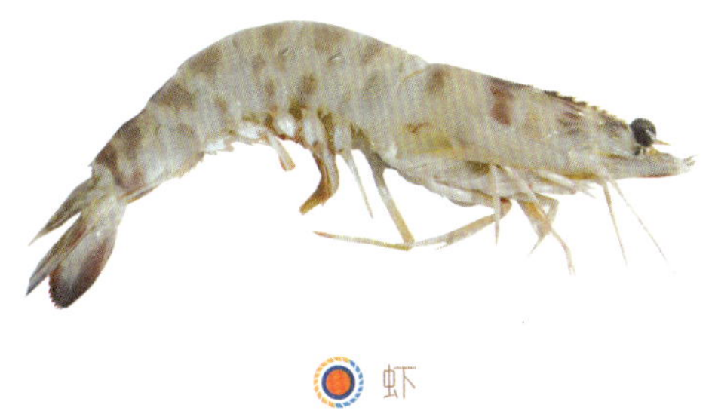

虾

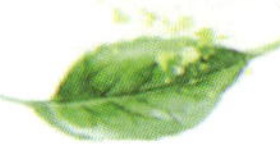

第三节　粮薯类食物

一、粳米

粳米一般指普通的大米，是人们日常生活中的主要粮食，除含有人体需要的营养成分外，还具有食疗作用。粳米具有补中益气、益脾胃的功效，是病后肠胃功能减弱、烦渴、虚寒、泻痢等症的食疗佳品。

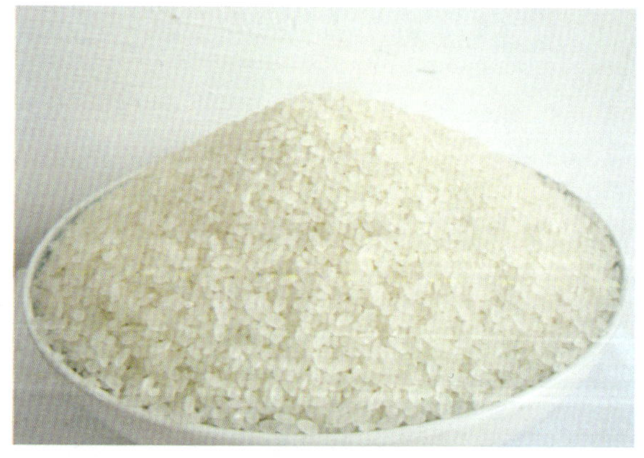

粳米

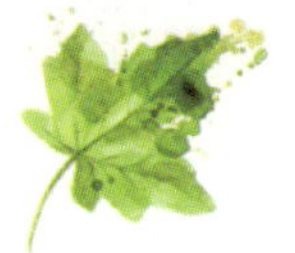

二、糯米

糯米是糯稻脱壳的米，在我国北方俗称江米，在我国南方称为糯米。糯米营养丰富，其淀粉结构主要为支链淀粉，经糊化后性质柔黏，性温味甘。糯米是一种柔润食品，能补中益气、暖脾胃、止虚寒泻痢等，特别适合老年人或脾胃病患者食用。

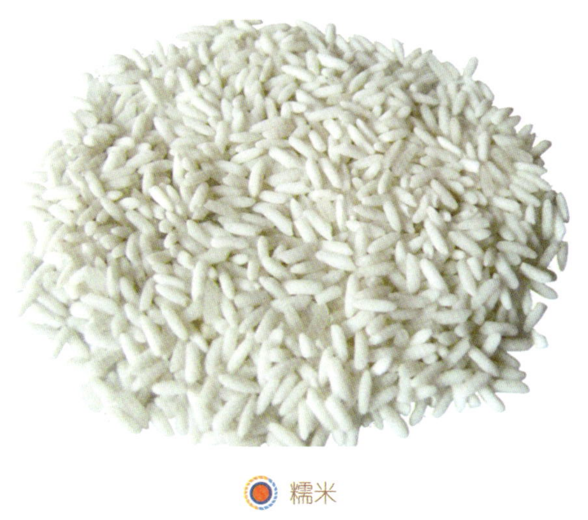

糯米

三、小麦

小麦是我国人民膳食生活中的主食之一。小麦可制成各种面粉（如精面粉、强化面粉、全麦面粉等），还可制成麦片及其他免烹饪食品。全麦制品营养价值更高，因为全麦能为人体提供更多的营养，更有益于健康。因此，在膳食制作中要注意选择一定量的全麦粉或麦片，并进行合理搭配。中医认为，小麦具有清热除烦、养心安神等功效，小麦粉不仅可厚肠胃、强气力，还可以作为药物的基础剂，故有“五谷之贵”的美称。

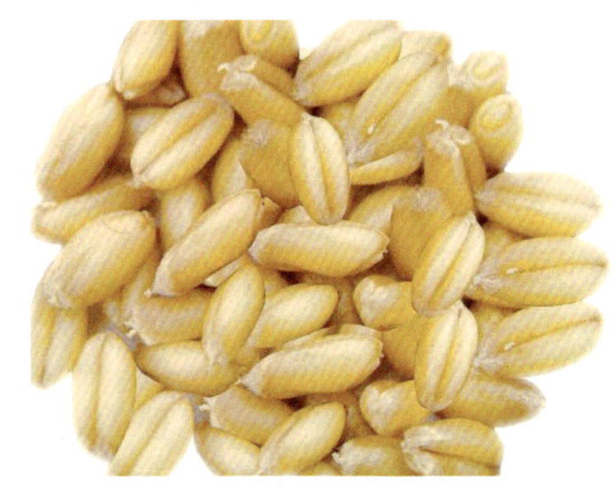
小麦

四、玉米

玉米也称苞谷、玉蜀黍、粟米等，含有多种营养成分。玉米中胡萝卜素、维生素 B_2、脂肪的含量居谷类之首，脂肪的含量是米、面的 2 倍。其脂肪酸的组成中必需脂肪酸（亚油酸）占 50% 以上，并含有较多的卵磷脂、谷固醇及丰富的维生素 E，因此玉米具有降低胆固醇、防治动脉粥样硬化和高血压的作用，并能刺激脑细胞、增强脑力和记忆力。玉米还含有大量的膳食纤维，能促进肠道蠕动，缩短食物在消化道的时间，减少毒物对肠道的刺激，因此可预防肠道疾病。玉米除了有较高的营养价值外，还具有较高的食疗价值，中医认为玉米有利尿消肿、调中开胃的功效，最适合慢性肾炎患者治疗时食用。

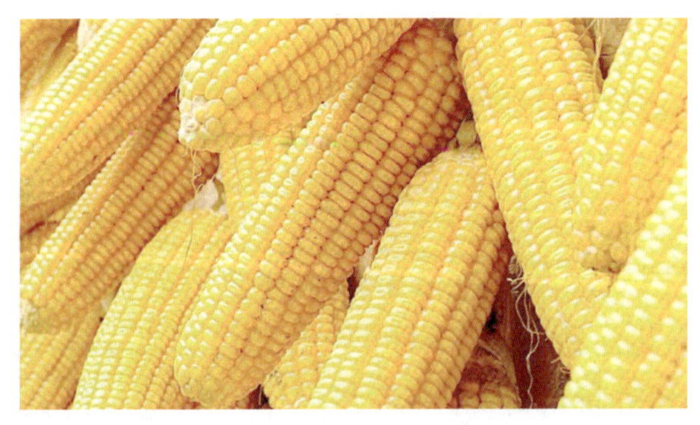
玉米

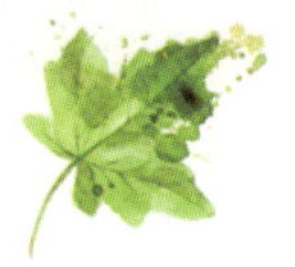

五、小米

小米也称粟米，是我国北方某些地区的主食之一。每 100 克小米含蛋白质 9 克、脂肪 3.1 克、膳食纤维 1.6 克、维生素 A17 微克、胡萝卜素 100 微克、维生素 B_1 0.33 毫克、维生素 B_2 0.1 毫克、维生素 E 3.63 毫克、微量元素铁 5.1 毫克等。小米营养丰富，多吃小米不仅可以强身健体，还可防病去恙。中医认为，小米具有养肾气、除胃热、止消渴、利小便等功效。

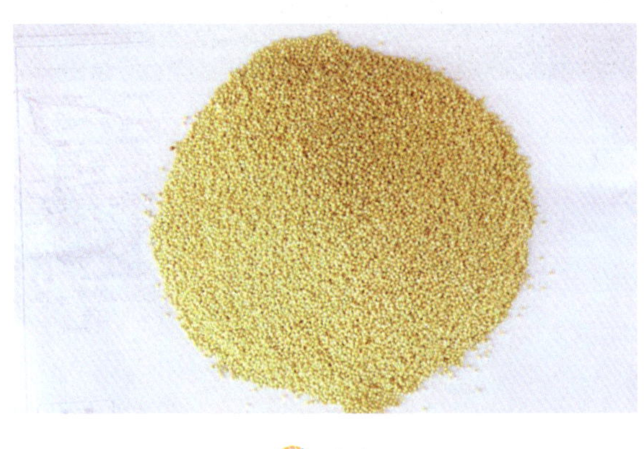

小米

六、黑米

黑米的营养价值很高，是国内外盛行的保健食品之一。黑米的米皮紫黑，而内质洁白，熟后色泽鲜艳，紫中透红，味道香美，营养丰富。黑米中蛋白质的含量为 9.4%，必需氨基酸如赖氨酸和色氨酸、膳食纤维、维生素 B_1、维生素 B_2 等的含量均高于其他稻米。此外，黑米还具有很高的药用价值。中医认为，黑米具有补中益气、暖脾止虚、健脑补肾等功效。

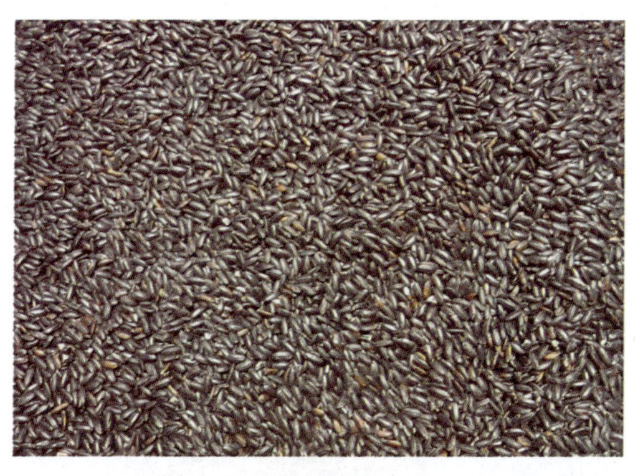

黑米

七、荞麦

荞麦又称乌麦、甜荞、花荞等。据分析，荞麦中蛋白质的含量为9.3%，比大米和面粉都高，而且人体必需赖氨酸的含量也高。荞麦中脂肪的含量为2.3%，其中单不饱和脂肪酸占46.9%。据研究，单不饱和脂肪酸有降低血胆固醇、甘油三酯和低密度脂蛋白胆固醇的作用。荞麦还含有其他营养成分，每100克中含膳食纤维6.5克、维生素 B_1 0.28毫克、维生素 B_2 0.16毫克、钾401毫克、镁258毫克、铁6.2毫克等。现代医学研究表明，荞麦含有芦丁等物质，而芦丁具有降脂、软化血管、增加血管弹性等作用。因此，在我们日常膳食中经常搭配适量荞麦，可以预防高血压、高血脂、动脉粥样硬化、冠心

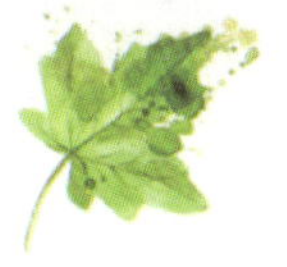

病等疾病。中医认为，荞麦性凉味甘，具有开胃宽肠、行气消积等功效。

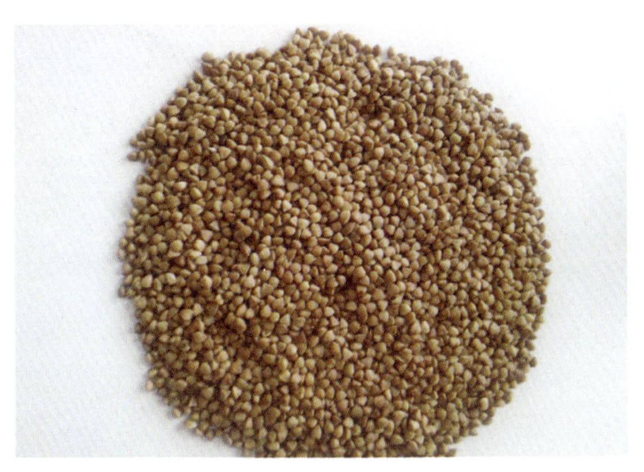

荞麦

八、燕麦

燕麦又名雀麦、黑麦等，是一种营养丰富的谷类食品，不仅蛋白质含量（14.3%~17.6%）高，而且必需氨基酸中赖氨酸含量也很高。燕麦中脂肪含量为6.1%~7.9%，其中必需脂肪酸（亚油酸）占35%~52%。另外燕麦还含有较多的膳食纤维、维生素 B_1、维生素 B_2 和较多的磷、铁等。燕麦含有亚油酸、氨基酸及其他有益的营养成分，因此被称为降脂佳品，对预防和治疗动脉粥样硬化、高血压、糖尿病、脂肪肝等也有较好的效果。燕麦是药食兼优的营养保健食品。

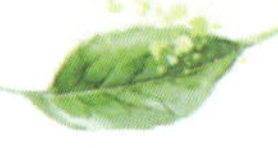

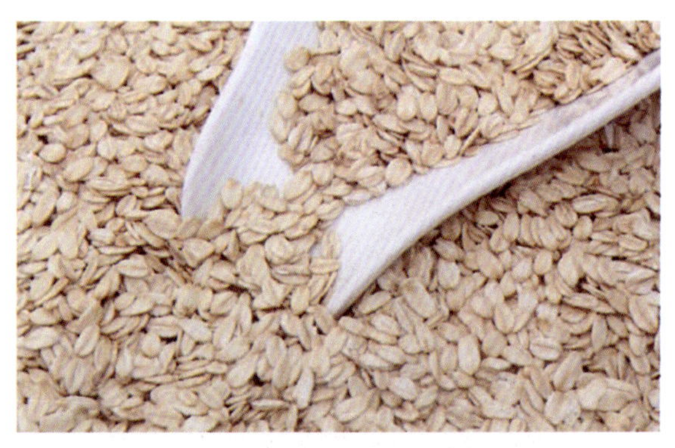

燕麦

九、薏仁米

薏仁米又称苡仁、薏米等，属药食两用的食物。现代研究表明，薏仁米含有多种营养成分。据测定，薏仁米中蛋白质的含量高达 12% 以上。薏仁米还含有薏仁油、薏仁酯、薏苡仁素、谷甾醇、多糖、维生素 B 等成分，其中薏仁酯和多糖具有增强人体免疫功能、抑制癌细胞生长的作用。中医认为薏仁米性凉味甘淡，入脾、肺、肾三经，具有健脾祛湿、清热排脓等功效。临床上常用于治疗脾虚腹泻、肌肉酸重、关节疼痛、屈伸不利、水肿、脚气、白带、肠痈、淋浊等多种病症。

十、红薯

红薯又称山芋、甘薯、地瓜等，富含蛋白质、淀粉、果胶、纤维素、维生素和多种矿物质。红薯所含的纤维素虽不如菜叶多，但以

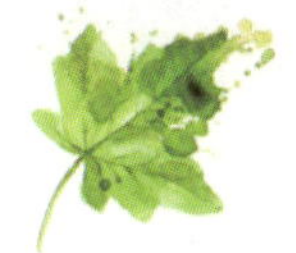

水溶性的为主，总纤维素含量也不少，是防治便秘较好的食物。挑选时，应尽量选颜色深的红薯，其所含的类胡萝卜素等营养物质更丰富。

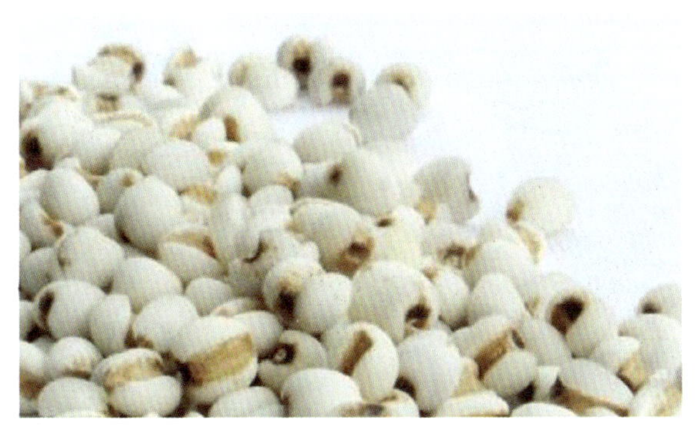

薏仁米

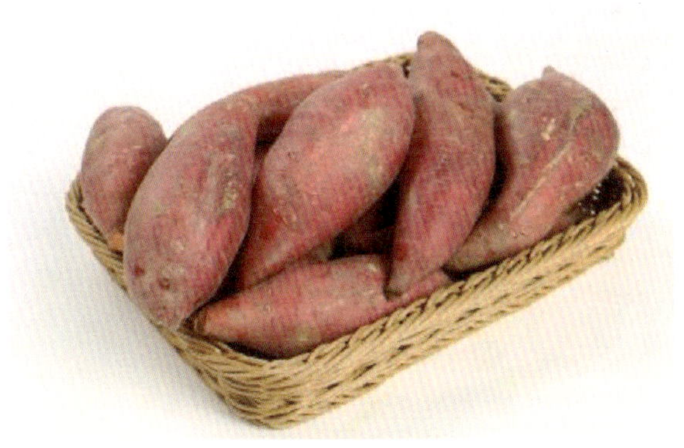

红薯

十一、紫薯

紫薯除含淀粉、蛋白质和脂肪外，还含有丰富的维生素 A、维生

素 B_2、胡萝卜素、维生素 C、花青素等营养物质。值得一提的是，紫薯富含硒元素，有较强的抗氧化作用。

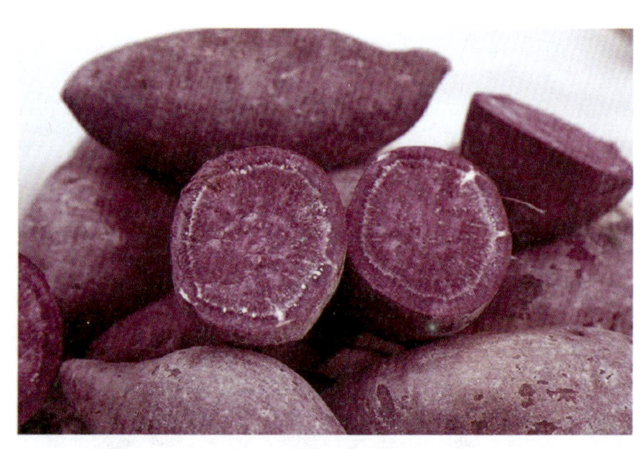

紫薯

照护小贴士

红薯、紫薯最好不要空腹吃，容易感觉烧心。而且一次最好不要吃太多，否则容易出现淀粉消化不良症状，如泛酸、腹胀。建议可与脂肪、蛋白质含量丰富的食物如鸡蛋同吃，或配合其他蔬菜食用。

十二、土豆

土豆富含维生素 C，且不容易在烹调过程中损失。有研究人员曾拿土豆和菠菜进行烹调实验，比较两者加工后维生素 C 的剩余量。结

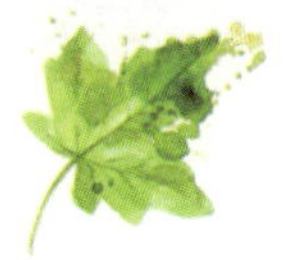

果，菠菜经过水煮 5 分钟后维生素 C 含量只剩下 35%，而土豆即使去皮水煮 5 分钟后维生素 C 含量还剩余 83%。

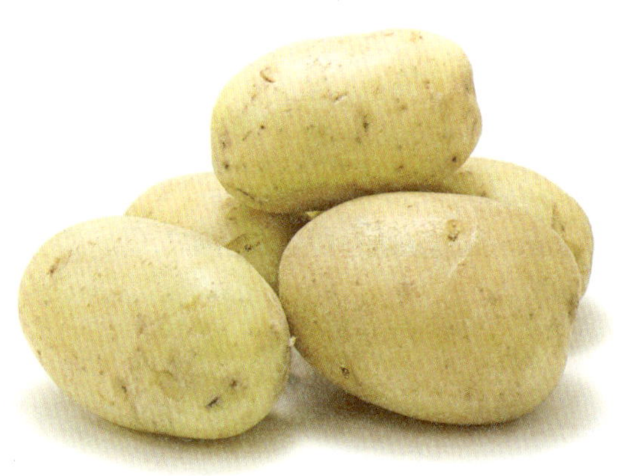

土豆

照护小贴士

吃土豆最好别吃油炸的，如炸薯条、炸薯片，这样不仅摄入油脂多，还可能增加患癌症的风险。

十三、芋头

芋头富含多种矿物质，特别是氟的含量较高，能很好地保护牙齿。它含有一种黏液蛋白，被人体吸收后有助于产生免疫球蛋白，可提高机体的抵抗力。芋头为碱性食品，能中和体内积存的酸性物质。

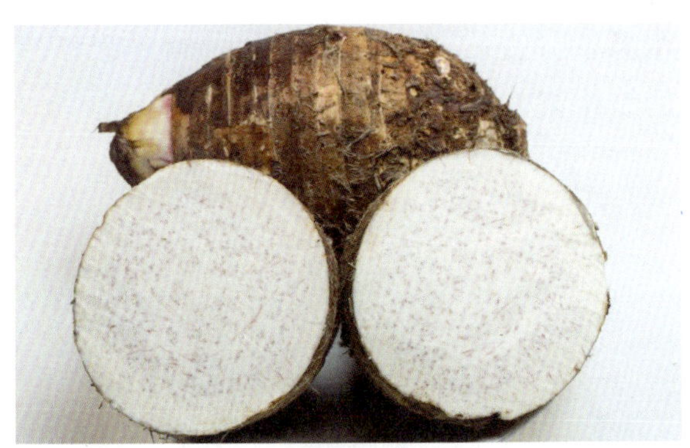

芋头

十四、山药

山药最富营养的部分是其黏液，其中的黏液蛋白可降低血液胆固醇，预防心血管系统的脂质沉积，有利于防止动脉硬化。此外，山药对于糖尿病有辅助疗效，除了易产生饱腹感、有利于控制食量外，山药黏液中的甘露聚糖还有改善糖代谢、提高胰岛素敏感性的作用。

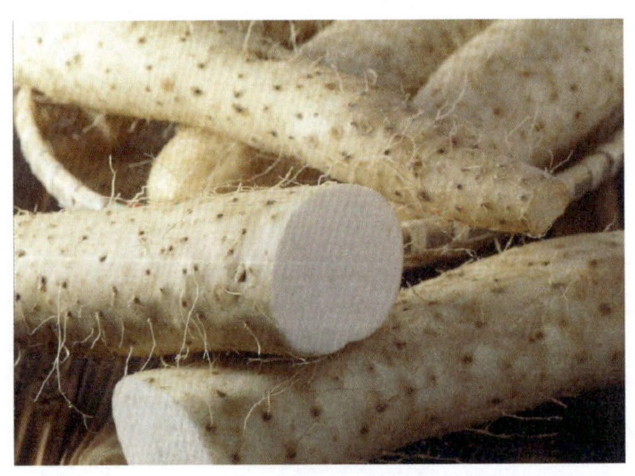

山药

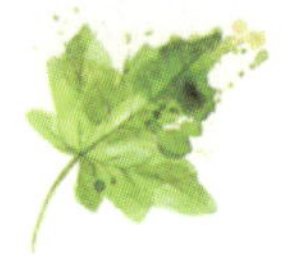

第四节　豆类及豆制品

一、红豆

红豆具有清热解毒、健脾益胃、利尿消肿、通气除烦等功效，可治疗小便不利、脾虚水肿、脚气等症。

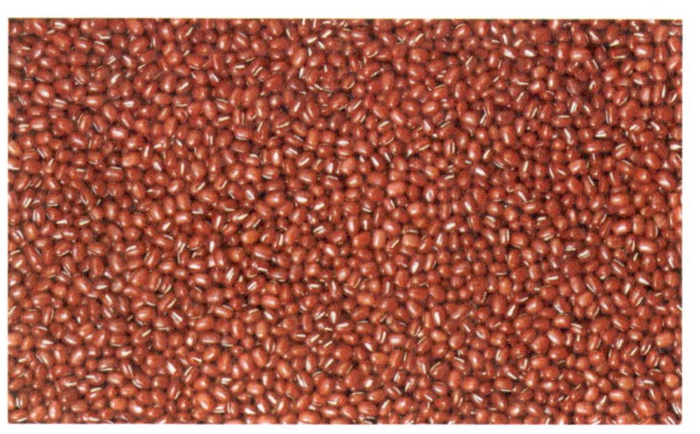

红豆

二、绿豆

绿豆含有丰富的维生素A、维生素B、维生素C，

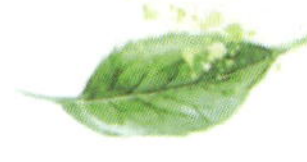

有降血压的作用，同时对消除疲劳、缓解肿胀、治疗小便不畅有很好的功效。绿豆粉可以治疗疮肿、烫伤。人们夏季常喝绿豆汤，不仅能增加营养，还对肾炎、糖尿病、高血压、动脉硬化、肠胃炎、咽喉炎及视力减退等病症有一定的疗效。

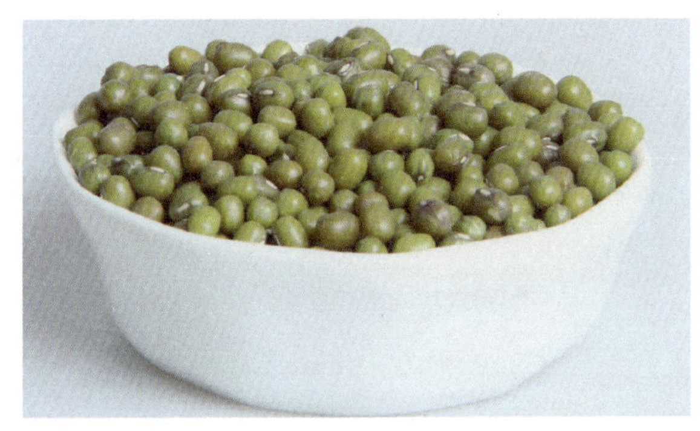

绿豆

三、黄豆

黄豆含有丰富的蛋白质、脂肪、卵磷脂及多种维生素。黄豆中的皂草苷可延缓人体衰老；黄豆中的卵磷脂可除掉血管壁上的胆固醇，软化血管；黄豆中磷的含量可观，对大脑神经非常有益，神经衰弱及体质虚弱者常食有益；黄豆中富含的铁质对缺铁性贫血患者大有裨益。

四、黑豆

中医认为黑豆性平味甘，有补肾强身、活血利水、解毒等功效，

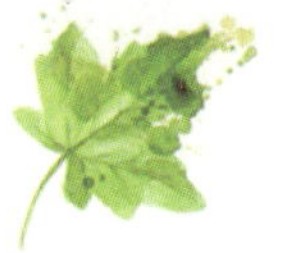

特别适合肾虚者食用。

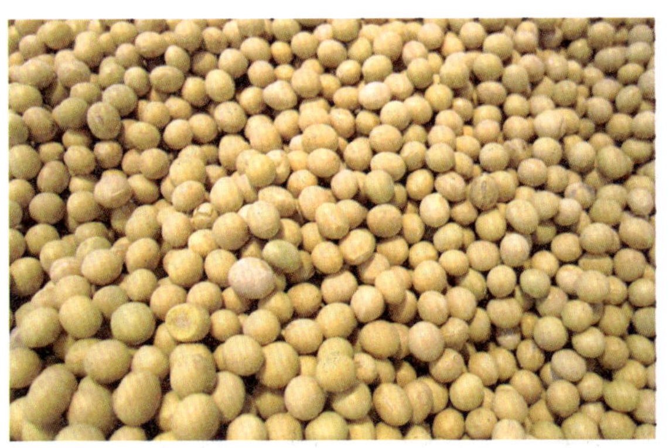

黄豆

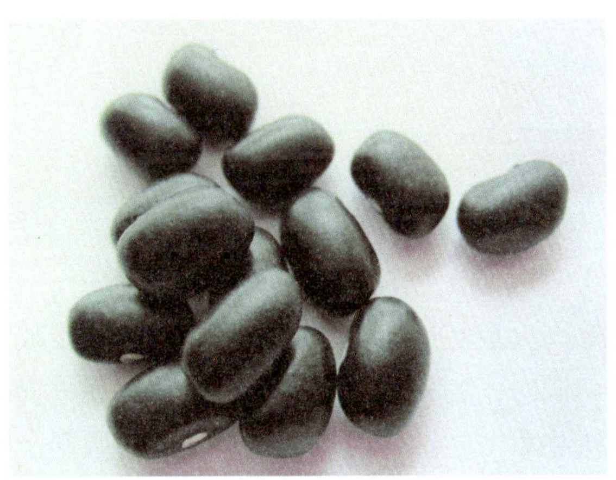

黑豆

五、豌豆

豌豆具有补中益气、利小便等功效，是脱肛、慢性腹泻、子宫脱垂等中气不足患者的食疗佳品。此外，豌豆含有丰富的β-胡萝卜素，食用后可在体内转化为维生素 A，有润肤的作用，皮肤干燥者可以多吃。但豌豆吃多了容易腹胀，消化不良者不宜大量食用。

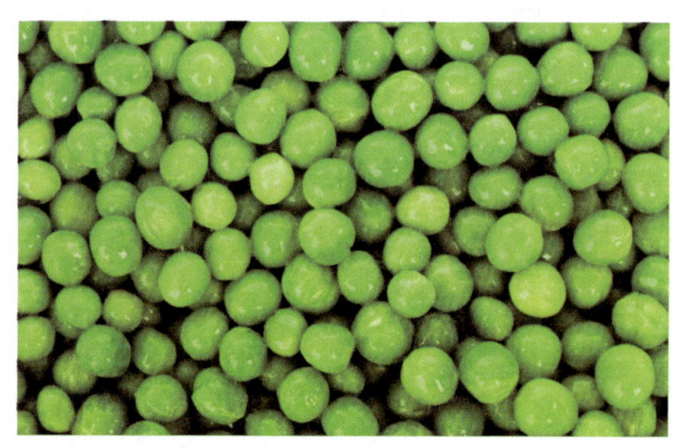

豌豆

六、豆制品

豆制品是大豆经加工制成的，如豆腐、豆腐干、豆浆、豆腐脑、腐竹、豆芽菜等。大豆经过加工，不仅蛋白质含量不减，而且还提高了消化吸收率。同时，各种豆制品美味可口，可促进食欲，豆芽菜中还含有丰富的维生素 C，在缺菜的冬春季节可起调剂作用。豆类加工成豆腐后，因制作时使用了盐卤，从而增加了钙、镁等无机盐的含量，适合于缺钙人群食用。

豆制品的营养主要体现在其丰富的蛋白质含量上。豆制品含有钙、磷、铁等人体需要的矿物质，还含有维生素 B_1、维生素 B_2 和纤维素。豆制品不含胆固醇，因此，有人提倡动脉硬化、高脂血症、高血压、冠心病等患者多吃豆类和豆制品。对健康人群而言，营养来源单一是不可取的，豆制品可以作为蛋白质的来源之一，是平衡膳食的

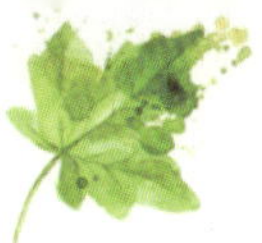

重要组成部分。

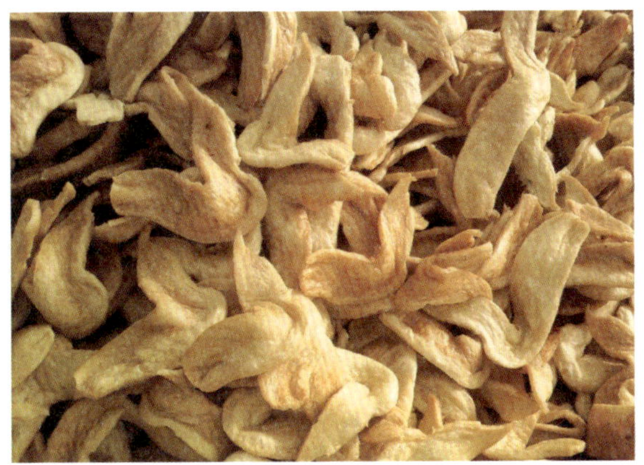

豆制品

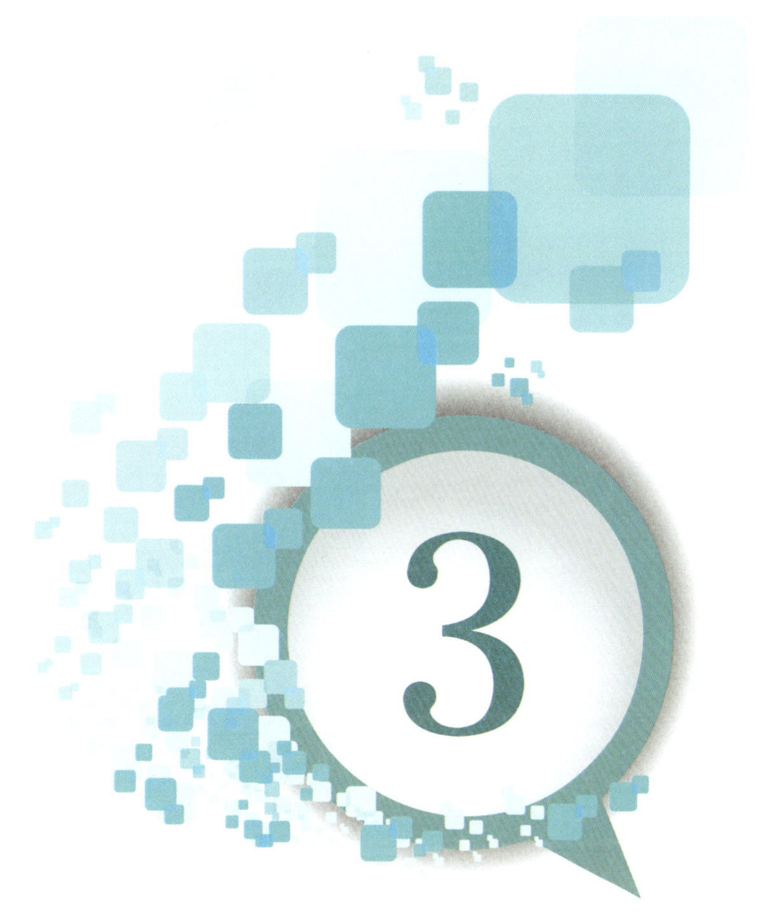
3

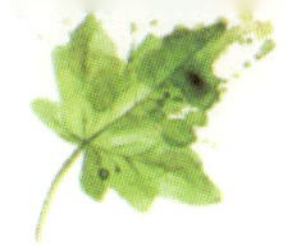

第三章
进入市场怎么选

第一节　蔬菜的挑选

蔬菜在人们的餐桌上占有重要的地位，这不仅由于它们各具滋味，更重要的是，它们中的大多数都含有丰富的维生素。选购蔬菜时，总体上讲，应选购那些色泽鲜嫩，无虫蛀、黄叶、霉烂，形态均匀，表面无伤，拿起时不往下沥水的蔬菜。

一、芹菜

在挑选芹菜时要选择粗壮且颜色为鲜绿色的。蔫了的一定不是新鲜的，所以不要选择蔫的芹菜。不宜买叶色浓绿的，因为叶子“墨黑”说明其生长期间干旱缺水，生长迟缓，粗纤维多，吃着发柴。要选叶柄厚的、茎部略呈圆形的、内侧微向内凹的、实心的芹菜。

不要把能吃的芹菜嫩叶扔掉，可以将其焯熟后作为肉类菜品或腌制食品的配菜，也可以做汤。

二、菠菜

选购菠菜时，不管什么品种，都是叶柄短、根小色红、叶色深绿的好。在冬季，菠菜叶色泛红，表示经受过霜冻，吃起来更为软糯香甜。如果看到菠菜叶子上有黄斑、叶背上有灰毛，表示菠菜感染了霜霉病，这种菠菜不能买。

三、油菜

选购油菜时，一是选新鲜度高的，凡是叶尖萎蔫的不要买；二是选嫩的，即长老的不要买，一般颜色深的老、淡的嫩。油菜如果生长期长则叶柄也长，一般来说，叶柄短的比较好。

四、菜花

选购菜花时，主要看两条：一是花球的成熟度，以花球周边未散

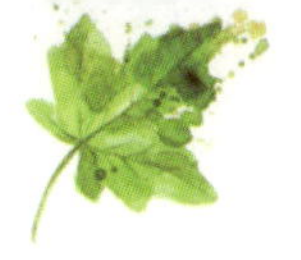

开的为最好；二是花球的洁白度，以花球洁白微黄、无异色、无毛花的为佳品。

五、茄子

选购茄子时，要选嫩的，不要选老的。在茄子的萼片与果实连接的地方，有一个白色略带淡绿色的带状环。带状环越大，表示茄子越嫩；带状环越小，表示茄子越老。同时，手握嫩茄子有黏滞感，而感觉发硬的茄子则是老茄子。茄子外观有亮泽表示新鲜程度高，如果表皮皱缩、光泽黯淡，则说明已经不新鲜了。

六、番茄

选购番茄时，首先要明确打算生吃还是熟吃。如果要生吃，可买粉红色的，因为这种番茄酸味淡，生吃较好；如果要熟吃，就应尽可能地买大红色的，这种番茄味道浓郁，烧汤和炒食时的口味都不错。不要购买着色不匀、花脸的番茄。因为这可能是感染番茄病毒的果实，口感、营养均差。

七、黄瓜

选购黄瓜时，不管是无刺种、少刺种，还是密刺种，都要选嫩的，最好是带花的（花冠残存于脐部）。同时，不管是哪个品种，都

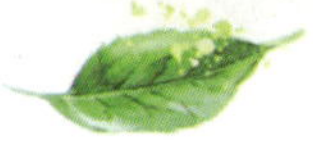

要挑硬邦邦的。因为黄瓜含水量高达96.2%，刚摘下来时瓜条是硬的，失水后才会变软。

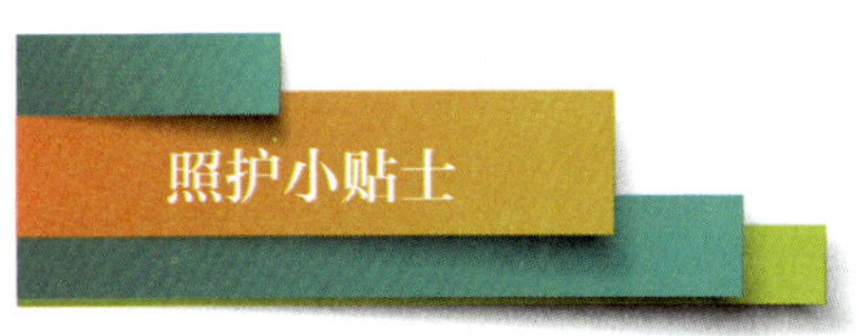

选购黄瓜时要注意，硬邦邦的也不一定都新鲜。因为，把变软的黄瓜浸在水里就会吸水变硬，只是瓜的脐部还有些软，且瓜面无光泽，残留的花冠多已不存在。

八、冬瓜

选购冬瓜时，以黑皮冬瓜为佳，这种冬瓜果形如炮弹（长棒形），肉厚，瓤少，可食率较高。要选购瓜条匀称、无热斑的冬瓜。

九、萝卜

选购萝卜时，一是选根形圆整、表皮光滑的；二是选密度大、分量较重、掂在手里沉甸甸的；三是选皮色正常的，皮色起“油”（半透明的斑块）的表明不新鲜，可能是受了冷冻，这种萝卜基本上失去了食用价值；四是买萝卜不能贪大，以中型偏小为好，这种萝卜肉质比较紧密，烧出来软糯、口感好。

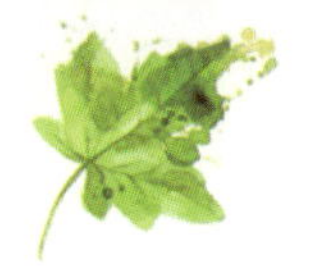

十、山药

选购山药时，要注重观察块茎的表皮，如表皮光洁且无异常斑点，才可放心购买。发现异常斑点绝对不能买，如果表皮有任何异常斑点，就表明它已经感染病毒，食用价值降低了。

十一、土豆

选购土豆时，要尽量挑表皮没有斑点、伤痕、皱纹的，如发现土豆长芽，则不宜购买。

十二、生姜

选购生姜时，一定要看清其是否经硫黄“美容”过。生姜一旦被硫黄熏烤过，其外表微黄，显得非常白嫩，看上去很好看，而且皮已经脱落。工业用的硫黄含有铅、硫、砷等有害物质，在熏制过程中这些有害物质会附着在生姜上，食用后会对人体呼吸道产生危害，严重的甚至会直接损害肝脏、肾脏。

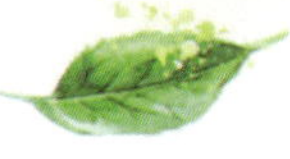

第二节　动物类食物的挑选

一、家畜肉类

选购家畜鲜肉时可通过“看、摸、闻”来鉴别其质量好坏。

1. 猪肉的选购

猪肉的部位不同，其肥瘦、老嫩、味道也不同，因此我们在烹制不同菜肴时必须进行合理的选购。

（1）猪体各部分名称及用处

1）小排。位于前腿上的肋骨，骨多肉嫩，宜制作糖醋小排。

2）前腿。又称夹心肉，质老筋多，吸水力强，适用于制馅、做肉丸。

3）方肉。又称肋条，肥瘦相间，五花三层，适用于红烧、走油、粉蒸等。

4）大排。猪肉中最嫩的肉，宜制作炸猪排、红烧大

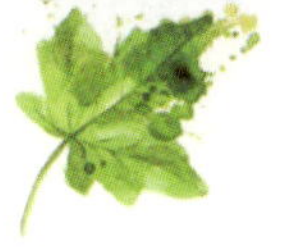

排等菜肴。

5）后腿肉。质嫩肉瘦，可切丝、切片、切丁等，适用于爆、炒、熘等。

6）前蹄、后蹄。适用于清炖、红烧等。

（2）选购猪肉的注意事项

1）查看合格验讫印章。合格生鲜猪肉依法必须在猪肉胴体上加盖肉品品质检验合格验讫印章、动物检疫合格验讫印章，同时附相关证明。证章齐全，方为合格猪肉，俗称“放心肉”。

2）观察肉的颜色。对于健康并且新鲜的猪肉，瘦肉部分一般为红色或淡红色，光泽鲜艳，很少有液体渗出；脂肪部分应该是白色或者乳白色，而且质地比较坚硬。病死猪肉颜色发紫，或呈墨红色，无光泽，挤压时有暗红色血汁渗出；病死猪肉的脂肪呈红色、黄色、绿色或其他异常颜色。

3）观察肉皮。健康猪肉的肉皮上没有任何斑点，病死猪肉的肉皮上常有紫色出血斑点。

4）闻气味。健康猪肉无异味，病死猪肉常有血腥味、腐臭味或其他异味。

5）观察淋巴结。健康猪肉的淋巴结大小正常，病死猪肉的淋巴结是肿大的。

6）看弹性。正常情况下，新鲜猪肉的弹性比较好，手指按上去产生的坑会很快弹回来，而病死猪肉和不新鲜的猪肉弹性小或无弹性。

2. 黄牛肉和水牛肉的选购

黄牛肉较水牛肉质嫩、味鲜、膻味少。两者的区别主要有 3 方

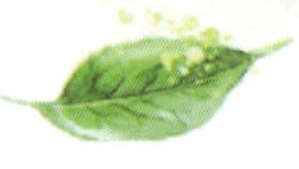

面：一看颜色，黄牛肉呈大红色，水牛肉呈紫红色；二看纤维，黄牛肉纤维细嫩，水牛肉纤维粗老；三看脂肪颜色，黄牛肉脂肪呈黄色，水牛肉脂肪呈白色（这是最主要的区别）。

3. 羊肉的选购

首先要区分绵羊肉和山羊肉。绵羊肉肉色暗红，纤维细嫩，皮下和肌肉稍有脂肪夹杂，肉质肥嫩，但膻味浓厚。山羊肉纤维粗老，肉色较淡，皮下脂肪稀少，但腹部脂肪较多，膻味较绵羊肉轻，但肉质不如绵羊肉肥嫩。

其次要区分小羊肉和老羊肉。小羊肉肉色浅红，肉质坚实细密，富有弹性，脂肪匀称、呈白色，关节处骨质松、湿润而带红色，肉质细嫩肥美，膻味轻，质佳。老羊肉颜色深红，肉质粗老，关节处骨质硬、呈白色，膻味重，肉老，质差。

另外，在选购新鲜羊肉时，还应从羊肉的色泽、弹性、黏度和气味上来鉴别。

（1）新鲜羊肉：肉色红而均匀，有光泽，肉质坚而细，有弹性，外表微干，不黏手，无异味。

（2）不新鲜羊肉：肉色较暗，外表干燥或黏手，肉质松弛，无弹性，略有氨味或酸味。

（3）变质羊肉：肉色暗，无光泽，外表有黏液，手触时黏手，脂肪呈黄绿色，有臭味。

二、家禽肉类

家庭常吃的家禽一般以鸡鸭为主。

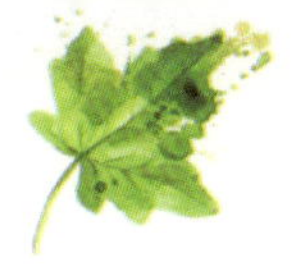

1. 鸡的选购

在农贸市场选购活鸡时，应掌握以下方法：一看，健康的鸡鸡冠挺直，头部肌肉丰满，双目炯炯有神、转动灵活，羽毛紧盖肉身，肛门附近绒毛洁净；二摸，用手摸鸡胸脯，肉厚而肥壮，骨突而瘦；三掂分量，与其体积相比，如过重则可能是塞了食或注了水，如过轻则是太瘦，如与体积相称且略重的鸡比较肥壮。

2. 鸭的选购

新鸭肉嫩，宜制作冷盆和炒菜；老鸭肉老，宜制汤。其区别方法是：一看羽毛，老鸭羽毛不如新鸭光洁；二看蹼，老鸭蹼老硬厚，新鸭蹼嫩色黄；三看嘴，老鸭嘴上花斑多，新鸭嘴上无花斑。

三、蛋类

蛋类主要指鸡蛋、鸭蛋、鹅蛋、鸽子蛋、鹌鹑蛋等。这里主要介绍鸡蛋的挑选方法。对于包装好的鸡蛋，首先要选择购买大品牌放心产品；其次要看生产日期，最好购买 7 天以内出产的鸡蛋，这样的鸡蛋相对新鲜。而对于散装鸡蛋，一般有以下 3 种挑选方法：

第一，看外观。蛋壳上有斑点的鸡蛋最好不要买，因为它的蛋壳薄，容易使细菌进入鸡蛋内部。

第二，听声音。拿起鸡蛋在耳边摇晃，如果没有声音，就是较新鲜的鸡蛋；如果有水晃荡的声音，就是陈蛋。

第三，用水泡。鸡蛋买回家后放得时间长了，可以将其放在水中检测。倒一小盆清水，将鸡蛋放进水里，如果鸡蛋迅速沉底，则说明是新鲜的；如果漂浮在水面上，就不能吃了。

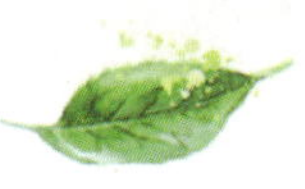

不洁净的蛋壳可能会携带沙门氏菌和禽流感病毒等，所以买回来的鸡蛋在放进冰箱前最好装入塑料袋内，以免污染冰箱内的其他食物。如果担心清洗会影响保存质量，可以用干布将沾染杂质较多的蛋壳擦拭干净，再装袋放入冰箱保存。

四、水产品

1. 鱼类

一般以体表清洁有光泽，黏液少，鳞片完整紧贴鱼身，鳃色鲜红，鳃丝清晰，眼球饱满突出，角膜透明，肌肉坚实有弹性的为好。

2. 虾类

一般以头尾完整，有一定弯度，虾身较挺，皮壳发亮且呈青绿色或青白色，肉质坚实细嫩的为好。

3. 海蟹

海蟹一般都是死蟹，关键是挑选新鲜肥壮的。具体方法是：一看，蟹背呈青灰色，腹白、色泽光亮，蟹背两只尖角顶端呈土黄色（说明有蟹黄）；二掂，用手掂时手感沉重的相对壮实；三捏，用手捏靠近蟹肚的腿，以坚实肥壮捏不动的为好；四剥，剥开脐盖观其蟹黄或蟹膏是否凝集成形；五拉，新鲜海蟹的蟹腿完整，轻拉蟹腿关节有弹性，而质次的蟹腿易断。

4. 河蟹

一般以蟹腿肉坚实肥壮，脐部饱满，行动灵活，青壳、白腹、金毛的为上品。

5. 河鳗

河鳗质嫩味美，含有极丰富的蛋白质和维生素 A，分野生和家养两种。野生的背黄、腹白，味鲜美；家养的背呈青黑色、腹白，味道不如野生的鲜美。

6. 甲鱼

甲鱼有黄沙和本江之分。黄沙甲鱼产于长江中游和内地（江西、黄河流域），背部呈土黄色，腹白，生命力差，肉瘦，味差。本江甲鱼产于长江下游（江浙、安徽等地），背部呈青黑色，腹白，生命力强，肉质较嫩，味美。

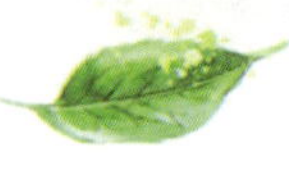

第三节　粮油的挑选

一、面粉

面粉主要由蛋白质、碳水化合物、脂肪、矿物质和水分等组成，分为富强粉（又称精白粉）和标准粉两种。在中式烹饪中，面粉主要用于制作面点，少量用于制作“面菜”；在西式烹饪中，面粉主要用于制作面点，也是制芡糊的原料。在选购面粉时，应注意以下事项：

1. 看

一看是否为名牌产品或知名大企业生产的，尽量选用标明“不加增白剂”的面粉；二看包装封口线是否有拆开重复使用的迹象，若有则为假冒产品；三看面粉颜色，面粉的自然颜色为乳白色或略带微黄色，若颜色为惨白或灰白，则可能是过量使用增白剂所致。

2. 闻

正常的面粉具有麦香味。如一解开面粉袋就有一股漂白剂的味道，则表明增白剂添加过量；如有一股异味

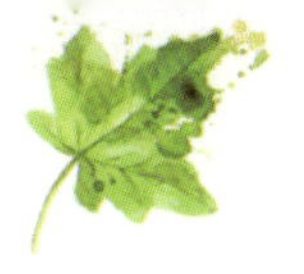

或霉味，则表明面粉超过保质期或遭到外部环境污染。

3. 选

要根据不同的用途选择相应品种的面粉。做馒头、面条、饺子等，要选用中高筋力、有一定延展性、色泽好的面粉；制作点心、饼干及烫面制品时，可选用筋力较低的面粉。

二、大米

1. 新米与陈米的鉴别

一看硬度。新米要比陈米的硬度大，选购时用牙咬一下就能分辨出是新米还是陈米。

二看颜色。新米应该是乳白色或者淡黄色的，而陈米的颜色较深，甚至呈现出咖啡色。

三看米粒。新米颗粒均匀有光泽。米粒表面呈灰粉状或有白沟纹的是陈米，且白沟纹、灰粉越多越陈旧。有霉味、虫蛀粒的显然也是陈米。

四是将手插入米袋或米桶中，抽出后观察手掌。有少许白色粉面且轻吹即掉的，证明是新米；轻吹不掉且搓之有油泥的，则是陈米或劣质掺假米。

五是看水分和闻香气。新米颗粒内的水分比陈米多，用手使劲撮捏时感觉黏性很强。最新鲜的大米甚至可以捏成一团，而陈米则捏不起来，如散沙，较生硬。新米闻起来有一股稻谷的清香，陈米则没有。

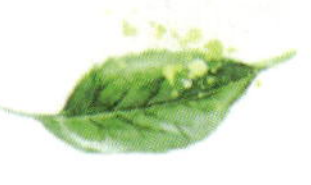

2. 少选精米，多买粗粮

人们生活水平提高后，精细粮食日益受青睐，精米、精面也成了一日三餐的主角。殊不知，B 族维生素、无机盐、膳食纤维等大都存在于种子的外壳及胚芽内。大米、小米经过深加工，口感虽然好了，但是营养素却损失了很多。人们常吃这些精细粮食，会因缺乏膳食纤维和维生素而容易导致便秘和脚气。所以，人们在选购粮食时，应尽量少选精米、精面，多选五谷杂粮。

三、食用油

食用油分为花生油、玉米油、大豆油、葵花籽油、橄榄油等很多种类。照护人员要根据老年人的喜好和要求去购买，且要到正规超市购买。

在选购食用油时，要注意以下几点，以防买到地沟油或劣质食用油。

1. 要看透明度

纯净的植物油呈透明状；地沟油在生产过程中由于混入了碱脂、蜡质、杂质等物，透明度会下降。

2. 要看色泽

纯净的油为无色；地沟油在生产过程中由于油料中的色素溶于油中，油一般会带色。

3. 要看沉淀物

纯净的油杂质很少，地沟油中杂质很多。

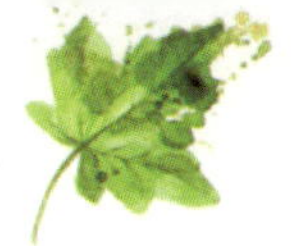

4. 要闻气味

每种油都有各自独特的气味。可以在手掌中滴一两滴油，双手合拢摩擦，待发热时仔细闻其气味。有异味的，说明质量有问题；有臭味的，很可能就是地沟油；若有矿物油的气味，则更不能买。

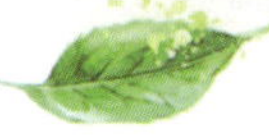

第四节　购买食材时的注意事项

俗话说，“巧妇难为无米之炊”。烹饪原料是制作菜肴的必要物质条件。市场上烹饪原料种类繁多、千差万别，要制作美味可口的菜肴，必须对所用的原料进行认真选购，因此必须掌握鉴别原料的基本知识、基本技能。

一、原料的食用价值

原料的食用价值包括原料的营养价值、口味、质地等指标。食用价值越大，其品质越好，这与原料的品种、产地等有着密切的关系。

二、原料的成熟度

原料的成熟度是指原料的成熟应处在最佳时期，这与原料的培育和饲养时间、上市季节有着密切的关系。

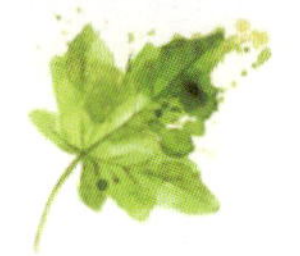

三、原料的纯净度

一切优质原料都表现为纯净无杂质、无异物；品质差的原料加工起来费时费事，消耗成本高，口味也差。

四、原料的新鲜度

原料的新鲜度是识别原料品质最基本的标准。存放的时间过长或保管不妥，都会使原料新鲜度下降，甚至引起变质。这些变化一般可以从以下 5 个方面反映出来：

1. 形态的变化

任何原料都有其一定的形态。越是新鲜，越能保持原有的形态。反之必然变形走样，如不新鲜的蔬菜会干瘪发蔫、不新鲜的鱼会脱鳞等。

2. 色彩的变化

每一种原料都有其天然的色彩和光泽。凡是原料色彩和光泽变灰变暗，或有其他非天然的色泽（有时不法商贩会用染色来以次充好）时，都说明原料新鲜度降低。

3. 含水量和重量的变化

新鲜原料都有正常的含水量，含水量变大或变小均说明原料不新鲜。含水量的变化反映在原料的变重或变轻上。就鲜活原料而言，水分的蒸发、重量的减轻意味着新鲜度下降；而干货原料则相反，重量

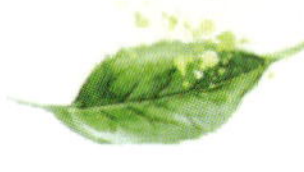

增加则表明受潮、质量下降。

4. 质地的变化

新鲜原料大都坚实饱满，富有弹性和韧性。如原料质地松软而缺乏弹性，则说明其新鲜度降低。

5. 气味的变化

各种新鲜原料一般都有其独特的气味。凡是不能保持其特有气味而出现异味的原料，说明其新鲜度降低。

五、原料的清洁卫生

烹饪原料是用来制作菜肴的，必须符合食品卫生的要求。凡是腐败变质、受污染或本身带有致病菌和毒素的烹饪原料均不能选用。

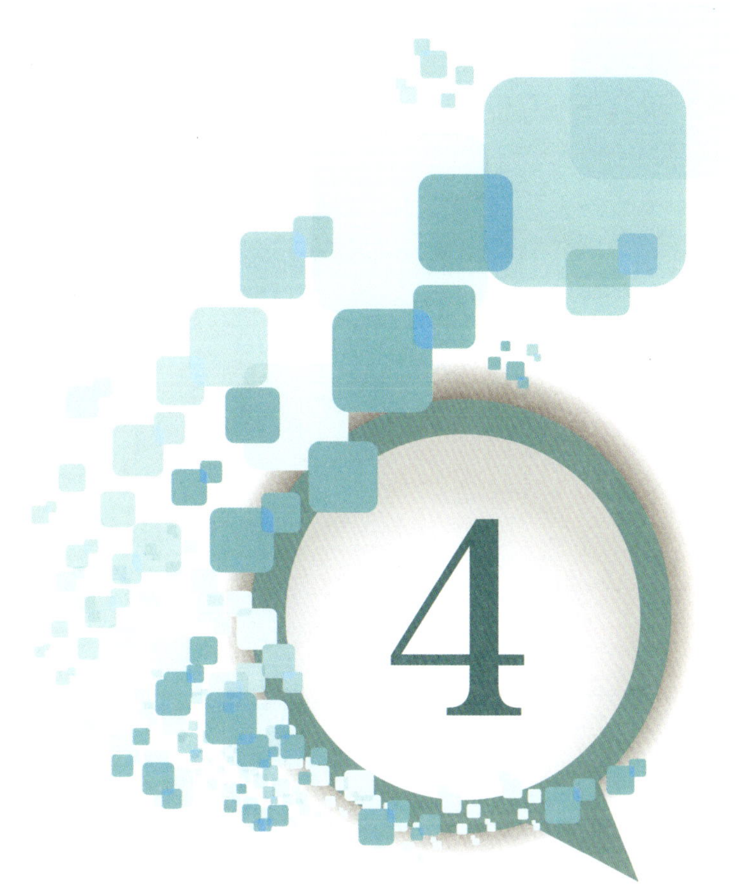
4

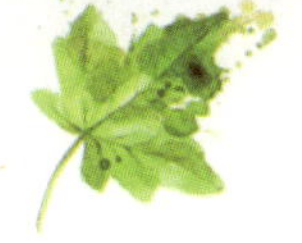

第四章 买回家中怎么做

第一节　蔬菜的清洗及加工

一、蔬菜初加工的原则

1. 合理取舍

枯叶、老黄叶、老根以及不能食用的部分必须剔除干净，对可食部分要尽量加以保存（如莴苣叶和芹菜嫩叶）。

2. 符合卫生要求

必须洗干净虫卵杂物。对受农药、化肥污染的蔬菜，必须用淡盐水或清水浸透、冲洗，以保障人体健康。

3. 减少营养素的损失

要先洗后切，防止蔬菜中的维生素和矿物质从切口处流失。

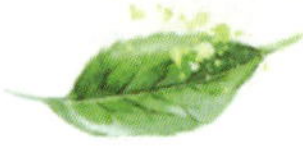

二、蔬菜的清洗方法

清洗蔬菜是一道重要的工序，这关系到食用的安全和家庭的健康，必须认真对待。蔬菜的种类较多，性质不一样，清洗方法也不一样，归纳起来主要有以下几种：

1. 用清水洗

一般先用清水冲洗掉表面污物，然后用清水浸泡，浸泡不少于 10 分钟。必要时可加入果蔬清洗剂，从而增加农药的溶出。如此清洗浸泡 2～3 次，基本上可清除绝大部分残留的农药成分。这种方法主要用于叶类蔬菜的清洗，如菠菜、生菜、小白菜等。

2. 用盐水洗

夏秋之际的蔬菜容易有虫子，有的紧紧吸在菜梗和菜叶上，用清水洗不掉，用盐水则很容易洗掉。将蔬菜放在浓度为 2%（质量分数）的盐水中浸泡 5 分钟左右，便能起到清除虫子的作用。

3. 用碱水洗

大多数有机磷杀虫剂在碱性环境下可迅速分解，所以用碱水浸泡是去除蔬菜残留农药污染的有效方法之一。在 500 毫升清水中加入食用碱 5～10 克配制成碱水，将经初步冲洗后的蔬菜放入碱水中，浸泡 5～10 分钟后，再用清水洗一下。重复洗涤 3 次效果更好。

4. 加热

对一些用普通方法无法洗净的蔬菜，如芹菜、圆白菜、青椒、豆角等，可先用清水将表面污物洗净，再放入沸水中 2～5 分钟捞出，

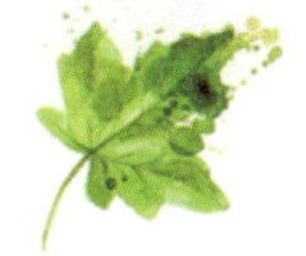

然后用清水冲洗 1～2 遍后才可置于锅中烹饪成菜肴。这种洗法不仅能洗净蔬菜，还可以清除异味，并使有些蔬菜的外皮很容易被剥下来。如将番茄用热水烫一下，就很容易剥去其外皮。

5. 去皮

对于带皮的蔬菜如黄瓜、胡萝卜、冬瓜、南瓜、茄子、番茄等，可以用锐器削去含有残留农药的外皮，只食用其肉质部分，这样既可口又安全。

6. 储存

农药在空气中随着时间的推移能够缓慢分解为对人体无害的物质。所以对一些易于保管的蔬菜，如冬瓜、南瓜等，可以通过一定时间的存放来减少农药残留量。存放时间一般为 10～15 天。同时建议不要立即食用新采摘的未削皮的瓜果。

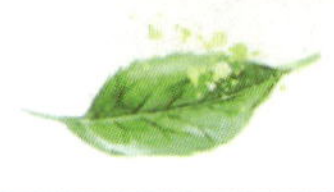

第二节　水产品和家禽的加工

一、常用水产品的加工

常用水产品的加工大致可分为去鳞、去皮、泡烫、宰杀等步骤。

1. 去鳞

用于加工有骨片性鳞的鱼类，如黄鱼、青鱼、鳊鱼等。其初加工的步骤是刮鳞、去鳃、除内脏、洗涤。洗涤时必须刮净鱼腹内壁的黑色腹膜，此膜不仅腥、味苦，而且有毒。

2. 去皮

用于加工鱼皮粗糙、颜色不美观的鱼类，如板鱼、橡皮鱼等。其初加工的步骤是剥皮（有的只需剥一面）、腹面刮鳞、去鳃、除内脏、洗涤。

3. 泡烫

用于加工鱼体表面带有黏液且腥味重的鱼类，如鳗鲡、黄鳝等。其初加工的步骤是沸水泡烫、除去黏液、

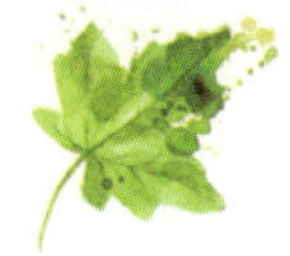

去鳃、除内脏、洗涤。

4. 宰杀

用于加工活养的水产品，如甲鱼、黄鳝等。其初加工的步骤是宰杀、烫皮、开壳取内脏、煮制、洗涤。

宰杀甲鱼的方法有多种，较方便安全的方法是将甲鱼放在地上，用脚踩住其背部，待甲鱼头伸出，用刀割断其头颈并放尽血液即可。

二、家禽的加工

家禽加工的步骤主要有宰杀、烫毛、开膛、取内脏和洗涤。操作时应注意以下几点：

1. 宰杀时必须断二管（气管和动脉血管），放尽血液，避免肉质发红而影响质量。

2. 烫毛时必须根据家禽的老嫩和季节变化掌握好水温与时间。质老、体大的水温要高。冬季水温宜高，夏季水温宜低，春秋两季适中。此外，还应根据品种的不同而有所区别，如烫鸡的时间短一些，烫鸭、鹅的时间长一些。

3. 洗涤时必须洗干净，特别是内脏和腹腔的血污应反复搓洗干净。

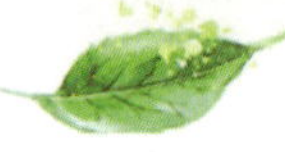

第三节 干货的加工

一、干货原料的初步加工

干货原料的初加工即干料涨发，就是用各种方法使干料尽可能吸收水分，重新回软，最大限度地恢复其原有的形状和鲜嫩。同时，去除杂质和腥臊气味，使其符合食用要求，利于消化吸收。涨发的方法一般有水发、油发和碱发，此外还有盐发和火发。

1. 水发

水发分冷水发和热水发两种。冷水发又分浸发和漂发。浸发适用于质嫩、形薄的干料，如香菇、木耳等。漂发也叫冲发，适用于质嫩而杂质多的干料，如海带、海蜇等。热水发分为泡发、煮发、蒸发和焖发等。泡发适用于质嫩形小的干料，如粉丝、金针菜等。煮发、蒸发和焖发适用于质老、形大的干料，如干贝、海参等。根据各种原料的特性，涨发的过程也可交叉反复进行。

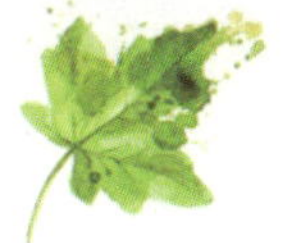

2. 油发

油发适用于胶原蛋白质丰富、结缔组织多的干料，如肉皮、蹄筋、鱼肚等。

3. 碱发

碱发适用于质地坚硬的动物性干料，如鱿鱼、海螺、赤贝等。

二、干料涨发的实例

1. 香菇、木耳（白木耳或黑木耳）的涨发

先用冷水浸透（冬天 24 小时，夏天 6 ~ 12 小时），再用清水洗净即成。注意不要用热水泡发，否则口感不软糯，香菇会失去香味和鲜味。

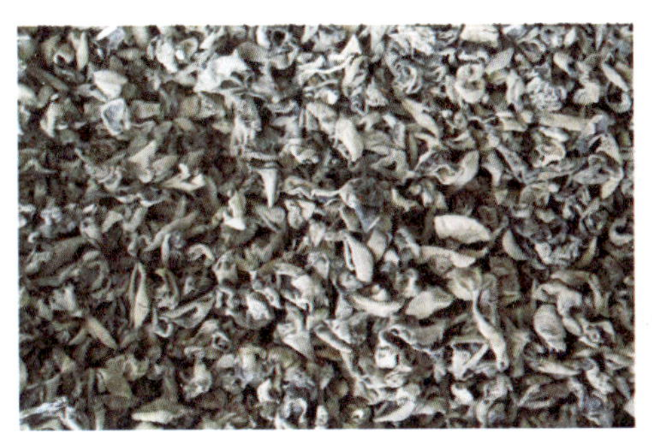

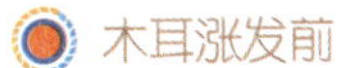

木耳涨发前

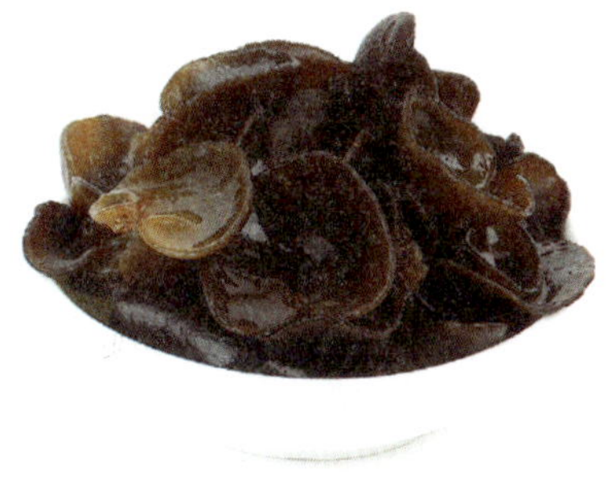

木耳涨发后

2. 蹄筋、肉皮的涨发

（1）选料

选择清洁、透明、无油腻的蹄筋和肉皮，肉皮最好是大排皮或后

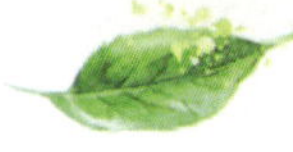

腿皮。

（2）焐油（关键工序）

用剪刀将蹄筋、肉皮剪成小块放入冷油锅中，用微火焐1～2小时（油的温度保持在80℃左右）。当肉皮或蹄筋回软起卷、表皮起小气泡时，说明已焐透，即可捞出。

（3）涨发

用旺火将油烧热至200℃左右（油面有烟），逐一投入肉皮或蹄筋，使其迅速呈膨松状，即可取出沥油冷却。

（4）浸泡

在烹调前，用热水洗净油污，并用温水浸软。

3．干贝的涨发

将干贝洗净，除去外层老筋，放入碗内，加清水（以淹没为准）、葱节、姜块、黄酒上笼蒸1小时，去葱姜，以用手指能捻成丝状为好。

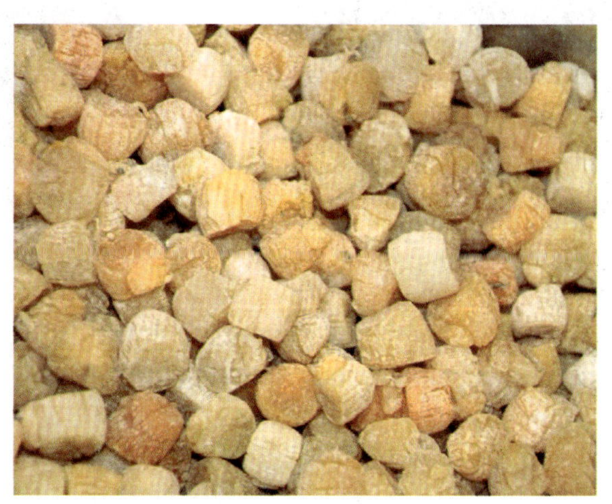

干贝涨发前

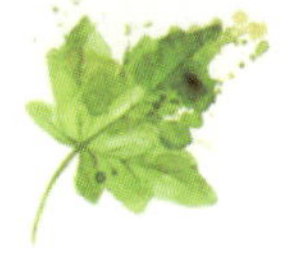

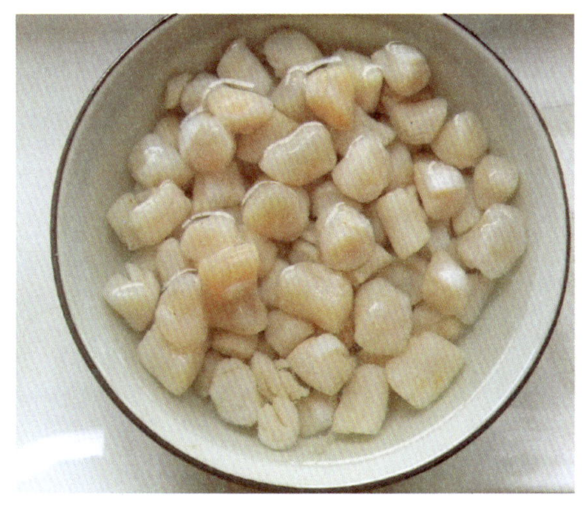

干贝涨发后

4．海参的涨发

将海参用冷水浸软，入冷水锅用旺火煮沸后关火，焖到水冷。将已涨发好的嫩海参取出；老海参则再用旺火煮沸，再关火，焖到水冷。这样反复几次，直至涨发好为止。烹调前将海参开肚去肠，洗净即可。

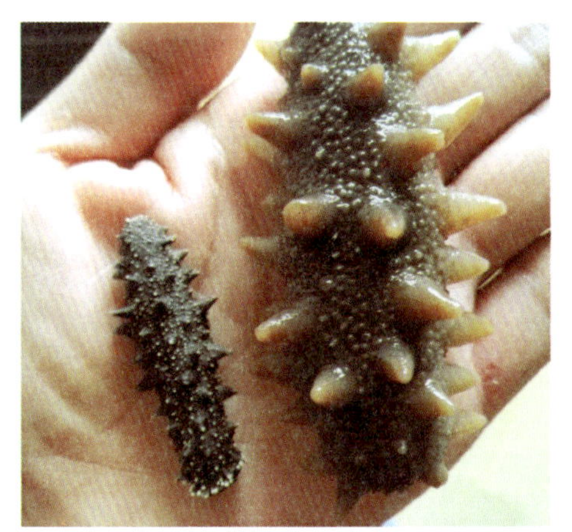

海参涨发前及涨发后

5．燕窝的涨发

将燕窝放入开水中泡至回软，用清水漂洗两次，使其呈细丝状漂浮在清水中，用镊子细心摘去夹在其中的燕毛和杂质，再将燕窝放入热碱水中浸泡涨发。碱水比例为 3 克碱兑 750 克开水，可浸泡 15 克燕窝。如果燕窝的质量差致使涨发效果差，可再次用碱溶液涨

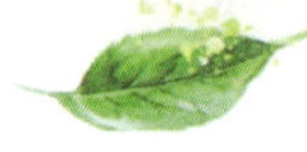

发，最后用清水漂洗清除碱味即可烹调。

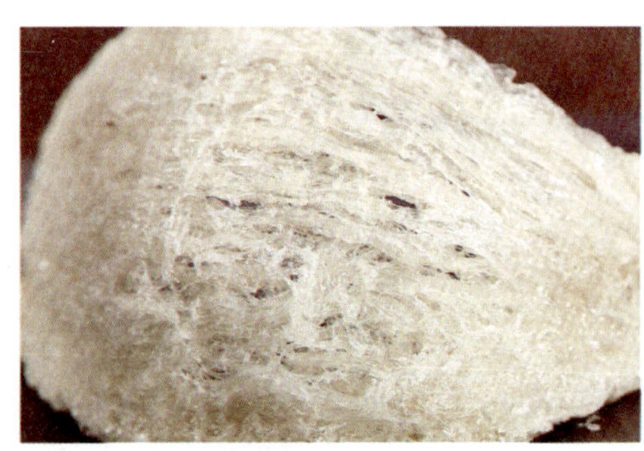

燕窝涨发前

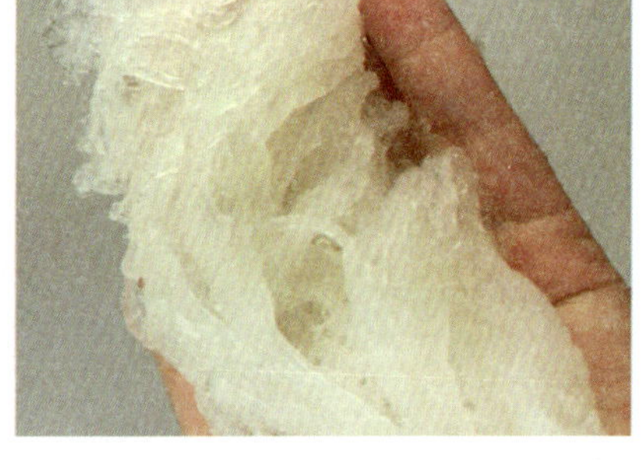

燕窝涨发后

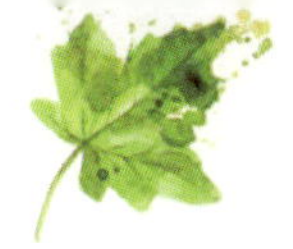

第四节　家常烹调技法

烹调是制作菜肴的专门技术。“烹”就是化生为熟，“调”就是调和滋味。也就是说，烹调是将经过加工整理的烹饪原料在加热中加入调味品而制成菜肴的一门技术。

一、火候与油温

食物原料在烹调加热过程中所运用的火力强弱以及用火时间的长短称为火候。火候是烹调的重要环节，是决定菜肴质量的重要因素之一。在烹制菜肴时，由于原料有质地、形状之分，因此火候也应随之改变。

食物在经过初加工后，大部分要进行热加工，因此，热加工就成为整个烹调过程的中心环节。热加工的关键在于正确掌握火候。如果火候掌握不准，即使好的原料也不能烹制出好的菜肴来。俗话说，“三分技术七分火”，这说明了火候在烹调过程中的重要作用。火候掌握是否恰当适宜，是保证菜肴的颜色、形状和营养的关键。

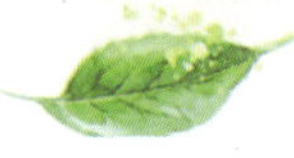

1. 火力的分类

所谓火力的分类是指火力的强弱。一般火力可分为旺火、中火和小火三大类。

（1）旺火

旺火适用于急速烹制菜肴，能使菜肴脆嫩爽口，多用于爆、炒等烹调方法。

（2）中火

中火适用于快速烹制菜肴，能使菜肴鲜嫩脆软，多用于炸、熘、蒸等烹调方法。

（3）小火

小火适用于长时间烹制菜肴，能使菜肴酥烂、味醇，多用于炖、焖、煨等烹调方法。

烹调技术是一项复杂的技术，如果要恰当掌握好火候，就必须有熟练的烹调技术和丰富的烹调经验。

2. 掌握火候的原则

在菜肴加热过程中，由于原料质地和形状大小的不同，成品菜肴的质量标准不同，必须采用不同的火候，见下表。

菜肴加热的不同火候

可变因素		火力	加热时间
原料性状	质老或形大	小	长
	质嫩或形小	旺	短
制品要求	脆嫩	旺	短
	酥烂	小	长
	制汤取汁	旺（白汤）、小（清汤）	长

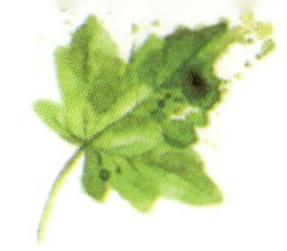

续表

可变因素		火力	加热时间
加热方法	以油为介质	旺→中→小	短→较长→长
	以水为介质	旺→小→旺	长→较长→短
	以蒸汽为介质	旺→中	长→较长

3. 油温

油烹是常见的加热方法。对不同的原料进行不同方法的烹调，必须用不同的油温。通常人们把油温分成以下四种。

低温油：100℃以下，用以发料焐油。

中温油：100～150℃，用以滑油（或叫拉油）。

热油温：150～180℃，用以走油（或叫炸）。

高油温：180～240℃，用以爆（或叫复炸）。

二、调味

调味就是通过各种调味品的组合运用来影响原料，使菜肴具有多种口味和风味特色。

1. 味的分类

味可分为基本味和复合味。

（1）基本味

基本味就是指单一原味。菜肴的口味虽然千变万化，但都是由几种基本味复合而成的，所以基本味又称为“母味”。基本味可以分为

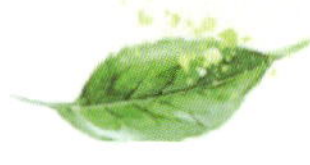

以下几种：

1）咸味是基本味的主味，也是各种复合味的基础味，绝大部分菜肴都离不开它。调味时，只要在咸味的基础上根据具体情况与其他基本味相互配合，便能完成菜肴的调味。如糖醋味的菜肴，虽是甜酸味，但也必须加盐，这样甜酸味才醇正鲜美，如不加盐，反而不好吃。俗话说，“珍馐百味离不开盐”“无盐不是味”“盐是百味之王”，均说明咸味在调味中的重要作用。咸味的调味品主要有盐、酱油等。

2）甜味按其实际用途来讲，仅次于咸味。尤其是在我国南方，甜味使用较为广泛。在烹调中除咸味以外，甜味是唯一能独立调味的基本味。甜味能增强菜肴的鲜味，调和诸味，并有增香解腻、使复合味增浓的作用。但如果使用量过多，反而会压味或抵消其他味道，破坏菜肴本身所具有的鲜味，甚至抑制食欲。甜味的调味品有糖、麦芽糖以及果酱等。

3）酸味是很多菜肴调味中不可缺少的味道，尤其是烹调鱼类菜肴时更加重要。这是因为酸味有增鲜除腥的特殊作用，是其他基本味所不能及的。酸味还有促进钙质和蛋白质类物质分解、保护维生素、刺激食欲、帮助消化的功能。酸味的调味品有醋、酸梅、山楂、柠檬等。

4）辣味除辛辣以外，还具有强烈的刺激性和特殊的芳香，能除腥、解腻、帮助消化、刺激胃液分泌、增进食欲。辣味的调味品主要有干辣椒、辣椒粉、四川豆瓣辣酱、泡辣椒、辣油、胡椒粉、生姜、大蒜等。

5）苦味在调味中是一种特殊的味道，一般人并不喜欢。在烹制菜肴时，略加一些带有苦味的调味品，可使菜肴具有一种特殊的香鲜滋味。苦味的调味品主要有杏仁、陈皮、白豆蔻、茶叶等。

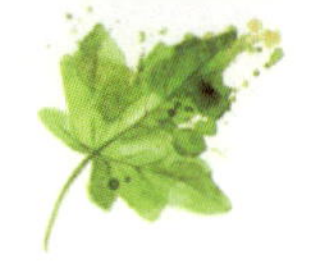

6）鲜味可增加菜肴的鲜美滋味，但鲜味只有在咸味的基础上才有最佳的效果。鲜味的调味品主要有虾子、蚝油、味精、鲜汤以及鸡精等。

7）香味可使菜肴具有芳香气味，有增香、解腻、压异味、引诱和刺激食欲的作用。但香味如过浓，却会压抑鲜味，甚至影响人的食欲。香味的调味品主要有茴香、桂皮、酒糟、五香粉、香菜及香精等。

8）麻味具有特殊的刺激作用，其主要调味品是花椒，它能解腻、起香、去寒。

（2）复合味

复合味由两种或两种以上的基本味复合而成，也称复合美味。我们烹制的菜肴除单一的甜菜以外，几乎都是复合味。复合味品种繁多，是由各种调味品合理搭配而成的。我国八大菜系中的川菜，就是以其调味复杂而出名，有“一菜一格、百菜百味”的特点。

2. 影响味觉的因素

（1）温度

味觉感受的最佳温度为10～40℃，其中30℃时感受最敏感。在0～50℃的范围内，随着温度的升高，甜味和辣味感受增强，咸味和苦味感受减弱，酸味感受基本不变。一般热菜的温度最好在60～65℃，炸制菜肴可以稍高些。凉菜的温度最好在10℃左右，如果低于这个温度，调味品投放的量就应多些。

（2）浓度

浓度对味觉的影响很大。如菜肴太酸或太咸，会使人感觉难以入口。一般盐在汤菜中的含量以0.8%～1.2%（质量分数）为宜，在炒

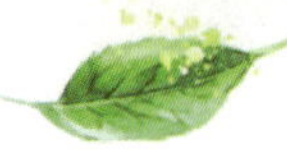

菜中以1.5%～2.0%（质量分数）为宜。低于这个量，菜肴就淡，并使其他味也难以体现；高于这个量，就会令人感到太咸。

（3）生理条件对味觉的影响

不同年龄、性别、职业的人，对味的感觉是不一样的。通常，幼儿比成年人嗜好甜食，女性比男性更喜欢酸味，而体力劳动者爱吃口感重些的咸味。

（4）个人嗜好对味觉的影响

这主要是受人们所处的地理环境、自然气候所影响。我国素有“北咸、东甜、西辣、南苦（清淡）”的说法。

3. 掌握调味的原则

（1）下料必须恰当适时

烹调时，一般黄酒、盐、糖、酱油等调味料应先放，醋、麻油、味精等调味料应在菜肴即将出锅时放。

（2）严格按照一定的规格调味

所谓一定的规格，就是指各种调味的配方，各种调味品用量不能多也不能少，应有一定的比例，使菜肴保持始终如一的风味特色。

（3）根据季节的变化适当调节菜肴的口味和颜色

夏天应使菜肴色淡些，口味也清淡些；冬天应使菜肴色浓些，口味也重些；春、秋两季菜肴的口味和颜色则应介于冬、夏两季之间。

（4）根据原料的不同性质掌握调味

鲜活原料要突出原料的本味，除了加盐、葱、姜、料酒以外，不必加其他调味品；烹调方法也尽量采用清蒸、白煮等。烹调带有腥膻味的原料时，应加重调味。对本身无滋味的原料，应适当增加鲜味，

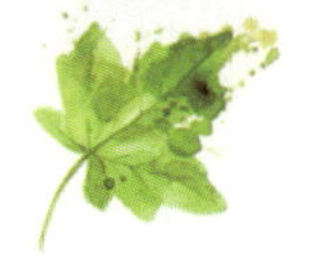

可以用鲜汤补其鲜味的不足。

——上浆和勾芡

上浆和勾芡是烹调的重要辅助手段，可增加菜肴的营养，丰富菜肴的色泽。

1. 上浆

上浆就是按菜肴的特点，在加工成形后的小型动物性原料表面，拌上一层淀粉和蛋液的薄浆，使加热后的原料表面形成浆膜。上浆的种类和方法有以下几种：

（1）水粉浆

水粉浆由盐、味精、淀粉和原料拌制而成，适用于含水量高的内脏（如猪肝、猪腰等）。

（2）全蛋浆

全蛋浆由盐、味精、鸡蛋、淀粉和原料拌制而成，适用于制作深色菜肴，如茄汁鱼片、鱼香肉丝等。

（3）蛋清浆

蛋清浆由盐、味精、鸡蛋清、淀粉和原料拌制而成，适用于制作白色菜肴，如清炒虾仁、青椒里脊丝等。

（4）苏打浆

苏打浆由盐、酱油、白糖、小苏打、鸡蛋、淀粉和原料

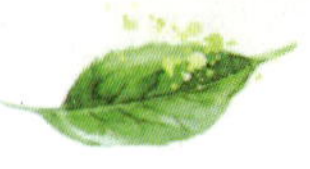

加适量清水拌制而成，适用于质地较老的原料，如牛肉、野味等（放小苏打可以使原料吸水而变得滑嫩）。

2. 勾芡

勾芡就是在菜肴接近成熟时，将调好的淀粉汁淋入锅内使卤汁浓稠，从而增加卤汁对原料附着力的一种方法。

（1）勾芡的种类

1）厚芡，又分包芡和糊芡两种。包芡即芡汁紧包在原料上，一般适用于爆炒类菜肴，如清炒虾仁、葱爆鱿鱼等。糊芡可使汤菜融合，一般适用于烧制的菜肴，如炒鳝丝、红烧鳊鱼等。

2）薄芡，又分流芡和米汤芡两种。流芡是指将经勾芡所成的卤汁浇在成菜上流下来，一般用在熘菜上，如糖醋黄鱼等。米汤芡是指通过勾芡增加卤汁的密度，使原料能浮在汤面上，一般适用于制作如酸辣汤、水果银耳羹等菜肴。

（2）勾芡的作用

勾芡可以增加菜肴汤汁的黏度和浓度，使菜肴融合入味、汤汁浓稠，增加菜肴滑溜、柔嫩、鲜美的风味。

勾芡可以增加菜肴的光泽，保持菜肴的鲜度，可以使菜肴在较长的时间内保持丰满的形态。

（3）勾芡的要领

勾芡必须在菜肴即将成熟时进行，不能太早也不能太迟。如太早，菜肴是生的；如太迟，菜肴因过熟而影响质地和口感。应该在即将成熟也就是断生时进行。勾芡时必须

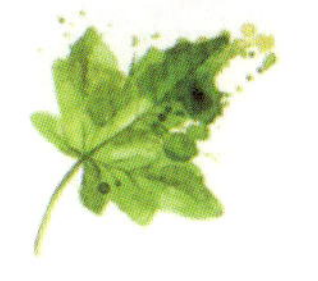

将锅中的汤水、颜色、口味都调整好。菜肴上的油量不宜过多。

三、科学配菜的方法

一盘菜的营养价值是由主料、配料、调料及烹调方法等多方面因素决定的。要提高菜肴的营养价值，就应在配菜方法上加以注意。

1. 菜肴的数量搭配

对于由一种原料构成的单一菜，选料要精细，要突出主料肥美、鲜香和鲜嫩的特点，而且菜肴的数量与器皿大小要协调。但一般情况下宜少配或不配单料菜，因为它包含的营养素不全。在不影响传统风味的情况下，应尽可能加入数量不等的辅料，以求包含较为全面的营养成分。

2. 菜肴的营养搭配

配菜的目的是提高菜肴的营养素含量和种类，使食用者摄取更多、更全面的营养。一般动物性原料与植物性原料的营养成分差别较大，两者配合有很好的互补效果。另外，应注意多配一些人体易缺乏和易损失的营养素，如多配些维生素 C 含量丰富的新鲜绿叶蔬菜、青椒、番茄或酸性水果，或多配些铁含量丰富的肝脏、牛肉等。

3. 菜肴色、味、形的搭配

菜肴的色泽搭配要注意使主料和配料色泽协调，并突出主料，使烹制出的菜肴美观大方。同时还应注意在烹调加工时原料色泽的变化，以免影响菜肴的外观，但切不可滥用化学合成色素。

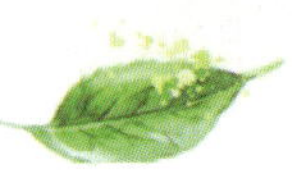

在菜肴的味的搭配上，不管是基本味还是复合味，都应以能满足不同人的要求为宜。

菜肴的形的搭配也是配菜的一个重要环节。形的搭配原则是辅料的形状要能衬托主料的形状，使主料突出。

总之，科学配菜必须做到外观悦目、味美可口、营养丰富、符合卫生标准、食用价值高。

四、合理烹饪

食物在烹制过程中，会发生综合性的物理和化学反应。在加热过程中，一些营养素会受到破坏；在切洗过程中，维生素和无机盐会因溶于水而流失。对此，可采取一些减少损失的措施。

1. 合理洗涤

在淘米时，不要用流水冲洗或热水淘洗，用冷水淘洗的次数也不宜过多，并避免用力搓洗。蔬菜要先洗后切，不宜多洗，以干净为度。对受农药、化肥污染的蔬菜，可用淡盐水浸泡后再清洗。炒菜前不要用水浸泡切好的菜。不要用开水煮菜。不要挤去菜汁。

2. 科学切配

各种烹饪原料应先洗后切，以减少营养素的损失。原料应现切现烹，使营养素少受损失。对烹饪原料切配的数量要估计准确，一次做菜一餐吃完，不剩菜。

3. 沸水烫料

有时为了除去原料的异味、增加色香味或保证各种原料同时成

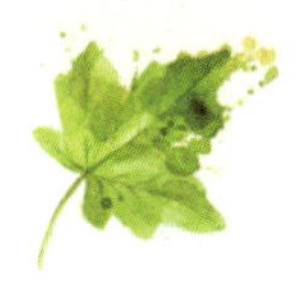

熟，许多原料要进行水烫处理。水烫时一定要水多火大，加热时间要短，操作速度要快，这样才能减少维生素的损失。经水烫过的原料还可除去草酸，有利于人体对钙的吸收。

4. 上浆挂糊

原料用淀粉和鸡蛋调成的糊浆进行处理后，在加热中可以防止和减少原料中的水分和营养素的溢出，这样不仅保证了菜肴的营养价值，而且使烹制出来的菜肴色泽好、味道鲜，有利于消化吸收。

5. 勾芡保护

勾芡不仅能使汤汁浓稠，还可以避免营养素的损失。

6. 适当加醋

维生素 B、维生素 C 会被碱破坏，但能在酸性液体中稳定存在，故烹调中加醋能保护它们不被破坏。凉拌菜提前放醋还有杀菌消毒的作用。动物性原料在加热中加醋，如制作糖醋鱼块、糖醋排骨时加醋，可以促进原料中钙质的分解，有利于人体吸收。

7. 酵母发酵

用鲜酵母发酵面团，不仅可保住维生素，酵母菌的大量繁殖还可增加面团中的 B 族维生素。同时，酵母还能分解面粉中所含的植酸盐，有利于人体对钙和铁的吸收。

8. 旺火速成

烹制菜肴时采用旺火速成，既可减少食品原料在烹调时营养素的损失，又能使菜烧熟，符合卫生要求。

例如，将猪肉切成丝，旺火急炒，其维生素 B_1 保存率为 87%，维生素 B_2 保存率为 49%，维生素 B_3 保存率为 55%；将猪肉切块，

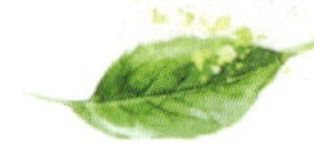

用文火炖，维生素 B_1 保存率为 35%，维生素 B_2 保存率为 59%，维生素 B_3 保存率为 25%。将青菜用旺火急炒，其维生素 C 保存率为 60%～70%。

还需注意的是，原料在旺火速成时不宜过早加盐，否则会使水溶性营养物质受氧化或流失。

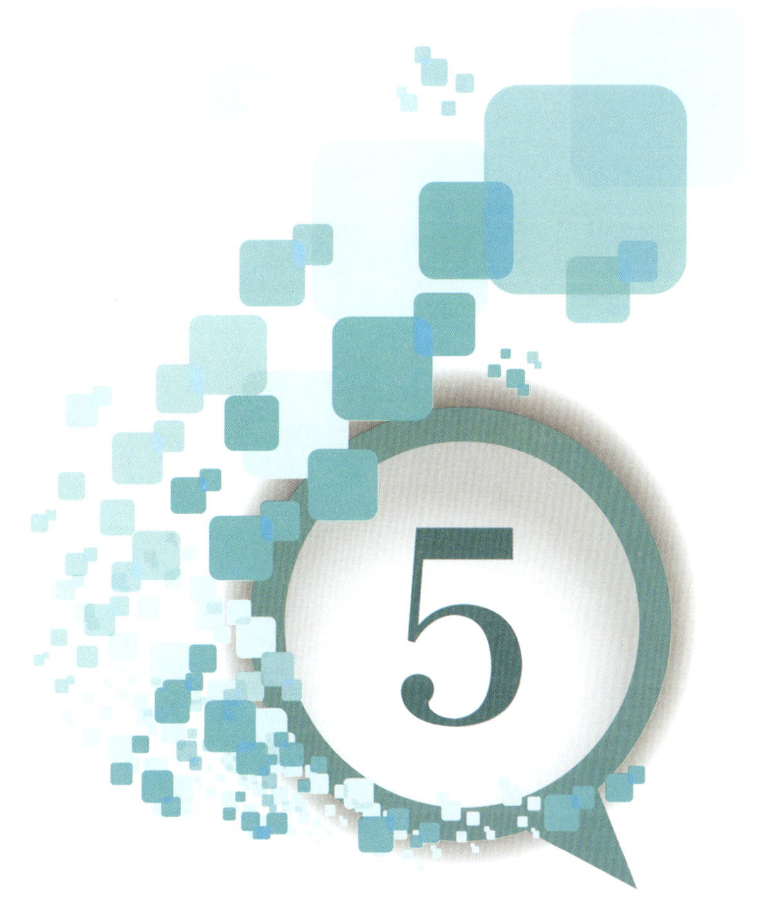
5

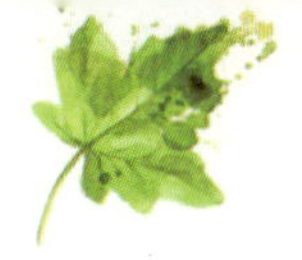

第五章
制作营养菜肴

第一节　家常菜肴制作方法

一、蒸

蒸是用水蒸气传热的一种使食材成熟的方法，其成品松、软、滑、糯，一般适用于制作包子、蒸饺、花卷、烧卖、水晶饼、小笼包等。

二、煮

煮是用大量水传热的一种使食材成熟的方法，其成品爽、滑、软、糯，并带有一定的汤水和冷冻的特点，一般适用于制作饺子、馄饨、面条、汤圆、芝麻糊、杏仁豆腐、水果冻等。

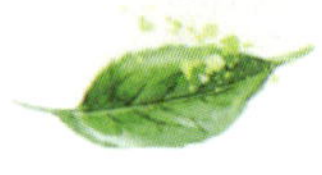

三、煎

煎是用少量油与水传热的一种使食材成熟的方法，其成品特点为部分软嫩、部分焦香，一般适用于制作牛肉煎包、生煎、锅贴、家常油饼、南瓜饼等。

四、烙

烙是用金属锅底传热的一种使食材成熟的方法，其成品具有外香内软的特点，一般适用于制作煎饼、春卷皮、大饼等。

五、炒

炒是最常用的一种烹调方法。根据菜的不同种类，可采用旺火热油，或热锅凉油，伴以快速翻炒，当菜炒至快成熟时加入调料，成熟后即可出锅。

注意，炒新鲜蔬菜时不能加锅盖，否则会破坏其营养成分。

六、焯

焯是指锅中放水，水开放菜，再开即捞出，也就是用开水过一下

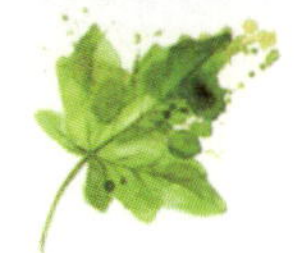

菜，一般用于蔬菜的烹调。

七、汆

汆一般用于制作肉丸子类，最常见的是汆丸子，做好汤（冬瓜汤、海带汤等）后，把丸子下锅，等丸子成熟后也就是丸子汤了。

八、熘

熘是指将经过精细刀工处理的原料，用炸、煮、蒸、滑油等方法加热断生，再调制卤汁浇淋于原料上，或者另起一锅放底油，将原料、卤汁投入搅拌出锅。

九、炸

炸是用大量油传热的一种成熟方法，其成品松、酥、香、脆，一般适用于制作麻球、馅饼、春卷、油条等。

第二节　适合老年人的营养菜肴

一、粥

1. 山药大枣粥

（1）材料

山药，大枣，大米，冰糖。

（2）做法

第一步：大米、山药、大枣（去核）洗净。

第二步：将洗净的大米、大枣、山药放入砂锅中，加适量水。

第二步：煮烂成粥，再加入冰糖，搅拌均匀即可。

此粥补气血、健脾胃、抗衰老，可作为老年人的早餐或晚餐。

2. 红枣核桃粥

（1）材料

大米，红枣，核桃仁，冰糖。

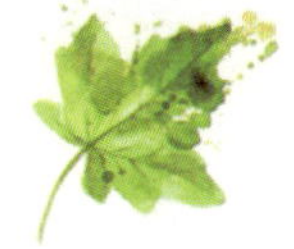

（2）做法

第一步：将红枣、大米分别用清水浸泡，清洗干净，放入无油渍的锅中。

第二步：锅中再加入核桃仁和适量水，用旺火烧开，再用小火煮约 1 小时，成粥后放入冰糖，煮至冰糖溶化后即可。

照护小贴士

1. 粥中可放入适量桂圆肉，滋补效果更好。

2. 红枣是益气、养血、养生的佳品。日常食之可补气血、益五脏、悦颜色、抗衰老，并可预防输血反应。红枣与核桃仁、大米同煮成粥，是延年益寿首选粥品之一。

3. 山药鸡茸粥

（1）材料

大米，山药，鸡胸脯肉，胡萝卜，姜，葱，香菜，盐，香油。

（2）做法

第一步：将山药去皮切成小碎丁，将鸡胸脯肉剁成茸状，将胡萝卜切成碎末。

第二步：将葱、姜、香菜分别切成碎末备用。

第三步：将大米洗净，放入锅中，加入适量水，用大火煮滚，转中火继续熬煮。

第四步：煮至七成熟时，放入山药丁，搅拌均匀。

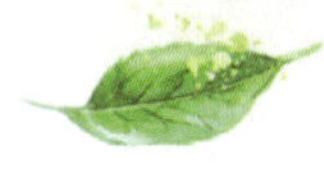

第五步：煮至八成熟时，放入鸡茸，搅拌均匀。

第六步：煮至九成熟时，放入胡萝卜丁，搅拌均匀。

第七步：接着放入香菜末、姜末和葱末，加盐调味，并继续搅拌。

第八步：待各种食材完全融合，滴入几滴香油后即可关火。

照护小贴士

1. 山药、鸡茸、胡萝卜需按顺序放入，这样做可以使山药的营养完全释放，而鸡茸也不会煮老，同时胡萝卜最后放入也不会因为长时间熬煮而流失营养素。

2. 姜、葱和香菜必不可少，提味少不了它们。

3. 鸡胸脯肉可以放在搅拌机里打成茸状，也可以直接用刀剁成茸状，效果一样。

4. 党参黄芪粥

（1）材料

党参，黄芪，大米，白糖。

（2）做法

第一步：将党参、黄芪用水湿润后切片，加水煮 20 ~ 30 分钟，提取药汁后再煮一次，再次提取药汁。

第二步：大米煮粥，待粥熟时加入党参、黄芪汁，再煮片刻。

第三步：加入白糖调味即可。

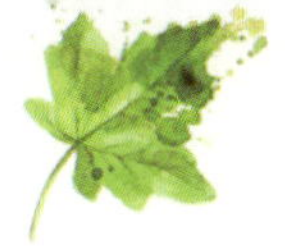

5. 山药红枣羹

（1）材料

山药，红枣，冰糖。

（2）做法

第一步：将山药洗净，晾干，然后去皮，切成小块。

第二步：将红枣洗净，装碗备用。

第三步：将山药、冰糖一起倒进锅中，放入水，煮30分钟，如果喜欢吃绵软的，可以多煮会儿。

第四步：等到山药煮得差不多时，把红枣放入锅中再煮10～15分钟即可。

照护小贴士

1. 山药具有健脾、补肺、固肾、益精等多种功效。

2. 红枣具有抗氧化、延缓衰老、有利于心血管、提高免疫力、抗癌、抗疲劳等多种功效。

二、荤菜

1. 清蒸鲈鱼

（1）材料

鲈鱼，蒸鱼豉油，料酒，盐，葱，姜，辣椒，植物油。

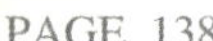

（2）做法

第一步：将鲈鱼去鳃，去内脏，洗净，在鱼身上剞花刀，斩断脊骨。

第二步：淋上料酒，在鱼身上抹盐。

第三步：盘底放入葱、姜和辣椒，再放鱼，鱼身上和鱼肚里也放入葱姜丝。

第四步：将鲈鱼放入蒸锅中蒸 10 分钟。

第五步：取出蒸好的鱼，去掉盘子里的葱、姜。

第六步：鱼身上铺葱姜丝、辣椒丝，均匀淋上蒸鱼豉油，再将热油浇在葱姜丝、辣椒丝上即可。

2. 清炖排骨

（1）材料

排骨，白萝卜，花生油，料酒，葱，姜，盐，鸡精。

（2）做法

第一步：将排骨洗净，剁成 4 厘米长、3 厘米宽的段。

第二步：将白萝卜洗净、去皮、切片。

第三步：葱切段，姜切块，用刀轻轻拍松备用。

第四步：锅烧热，加少许油，用葱段、姜块炝锅，烹料酒，下排骨，添热水。

第五步：旺火烧沸，撇净浮沫，倒入砂锅，用小火慢炖至熟。

第六步：放入白萝卜片，加盐、鸡精调味，再炖至排骨酥烂脱骨，装碗上桌即可。

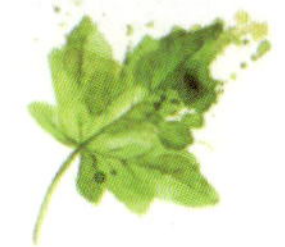

3. 蒜泥白肉

（1）材料

猪坐臀肉，白糖，辣椒油，醋，蒜，鸡精，酱油，香油。

（2）做法

第一步：将坐臀肉洗净，放入开水中焯一下，去除血污；将蒜拍成泥。

第二步：将肉放冷水锅中，用大火烧开后，改用小火焖 15～20 分钟。

第三步：将蒜泥、酱油、白糖、醋、鸡精拌匀，待蒜泥内的蒜汁溢出，与调味料起黏后，加入辣椒油和香油。

第四步：将熟肉切成薄片，每 50 克切成 10 片左右，以见红断生、无血水为佳。

第五步：取干净炒锅，加清水烧开，将肉放入开水中汆烫，见肉片卷曲时立即捞出，沥干水分，放入盘内。

第六步：浇上蒜泥调味汁，凉拌后即可食用。

4. 葱爆羊肉

（1）材料

羊腿肉，大葱，大蒜头，花椒粉，酱油，盐，醋，料酒，生油，香油。

（2）做法

第一步：将羊腿肉去筋，切成大薄片。

第二步：大葱切成旋刀块，其爆炒后就会变成片。

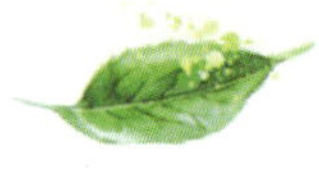

第三步：将大葱块、生油、酱油、盐、料酒、花椒粉、羊腿肉片放入碗里拌匀，腌制一会儿。

第四步：用生油、香油、大蒜头（拍碎）炝锅，烧至高热时，倒入腌好的羊腿肉片等材料，用大火快速爆炒几下，再加少许香油、醋调味，起锅即可。

5. 南瓜牛肉汤

（1）材料

牛肉，南瓜，盐，姜片，生抽，淀粉，白糖，胡椒粉。

（2）做法

第一步：将南瓜去皮、去核，洗净，切小块。

第二步：将牛肉洗净，切小片。将淀粉、生抽、盐、白糖调成腌料，将牛肉放入腌料中腌 10 分钟，再放入滚水中烫至半熟捞起，沥干水。

第三步：将适量水放入锅中，再放入姜片和南瓜，煮 15 分钟。

第四步：待南瓜熟烂后下牛肉，开锅后加胡椒粉即成。

照护小贴士

1. 牛肉片应小而薄。先烫至半熟，待南瓜熟烂后再加入锅内。

2. 南瓜连续吃 2 个月以上，皮肤有可能会出现黄染，但对健康无妨碍。

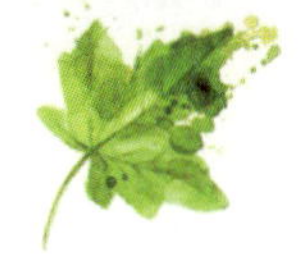

3. 南瓜性温味甘，牛肉性平味甘。此汤适用于有脾气虚、营养不良、腰膝酸软等症状的老年人食用。

三、素菜

1. 黑木耳炒黄花菜

（1）材料

花生油，葱，黄花菜，黑木耳，水淀粉，盐。

（2）做法

第一步：锅中放适量花生油烧热，放入葱花煸炒出香味。

第二步：放入泡发好的黄花菜、黑木耳煸炒，加入适量盐调味。

第三步：用水淀粉勾芡出锅即可。

2. 什锦鲜蔬

（1）材料

荷兰豆，杏鲍菇，腐竹，木耳，葱，盐，花生油。

（2）做法

第一步：将腐竹、木耳泡发洗净。

第二步：锅中加水烧热，放入荷兰豆、杏鲍菇、腐竹、木耳焯一下，捞出后放冷水中浸泡备用。

第三步：炒锅中加花生油，油烧热后放葱段炝锅，放入荷兰豆、杏鲍菇、腐竹、木耳，中火细炒。

第四步：菜品成熟后加入适量盐，出锅即可。

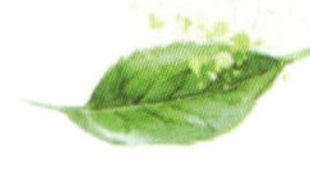

3. 香菇油菜

（1）材料

花生油，香菇，油菜，盐，糖，味精，高汤，水淀粉。

（2）做法

第一步：锅中放花生油烧热，先放入香菇炒香。

第二步：依次放入油菜、盐、糖、味精。

第三步：加入高汤，加盖焖两分钟，淋上水淀粉，出锅即可。

4. 凉拌金针菇

（1）材料

金针菇，黄甜椒，红甜椒，干黄花菜，葱段，蒜蓉，生抽，香醋，蜂蜜，香油。

（2）做法

第一步：将干黄花菜用清水泡发，洗净备用。

第二步：将黄甜椒、红甜椒洗净切丝。

第三步：将水烧开，先放入金针菇、黄甜椒丝、红甜椒丝、黄花菜，最后加入葱段拌匀，捞出。

第四步：将捞出的金针菇、黄甜椒丝、红甜椒丝、黄花菜放入凉水里浸泡然后取出，轻轻挤干水分备用。

第五步：将生抽、香醋、蜂蜜和蒜蓉充分拌匀成调味汁，与备用的材料一起拌匀。

第六步：上桌前滴几滴香油即可。

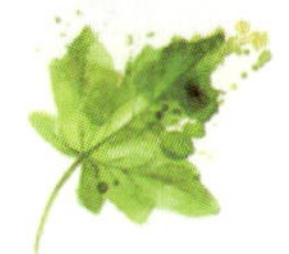

5. 冬瓜玉米汤

（1）材料

冬瓜，玉米，胡萝卜，香菇，盐，姜。

（2）做法

第一步：将胡萝卜去皮，洗干净，切块。

第二步：将冬瓜洗干净，切厚块。

第三步：将玉米洗干净，切小段。

第四步：香菇浸软后，去蒂，洗干净。

第五步：锅里加适量水，煮沸后放入胡萝卜、冬瓜、玉米、香菇、姜片，待水再次沸腾后以慢火煲 2 小时，用盐调味即可。

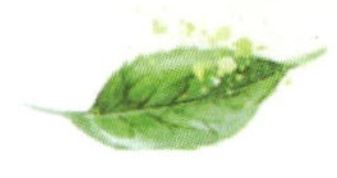

第三节　厨房物品的清洁与保养

厨房是用于烹制饭菜的场所，关系到家庭成员的身体健康，务必要保持干净整洁。

一、厨房的卫生要求

1. 厨房内外环境要求卫生、通风良好，厨房内垃圾要及时倒掉。夏天应设置纱窗、纱门及防蝇罩，及时消灭蟑螂、蚂蚁等害虫。

2. 菜板要刷洗得见到本色，刀具及钢制餐具要见到光泽。餐具使用后要及时清洗，清洗后进行消毒，并整齐地摆放在餐具柜内。

3. 面袋和粮袋要放在储物缸内，保持干净，夏季不要储存过多的粮食，以防生虫。

4. 厨房工作台面是配菜、选菜、放置食物的地方，台面上经常要沾到油腻，所以厨房工作台每天使用过后都要用洗洁精或洗涤剂擦净油腻，再用湿布擦洗干净。

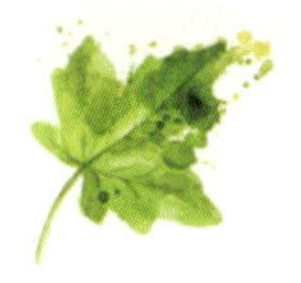

5. 清洗煤气灶时，首先要把煤气灶的进气开关关掉，再用抹布蘸洗涤剂把油腻等污物擦拭干净，然后用湿布擦，最后再用干布擦干净。

对于不锈钢煤气灶，可趁热用干布擦拭，效果非常好，能使不锈钢发出光泽。

6. 不粘锅要用软布洗涤，不能用刀、铁铲等金属利器铲刮，以免损伤涂层。

二、厨房物品的去污方法

1. 不锈钢器皿上容易留有硬水造成的白斑，可用食醋擦洗干净。

2. 铜锅或铜壶有了污垢，可以用绒布蘸少许柠檬汁和细盐擦洗干净。

3. 在水质较硬的地区，烧水的铝壶用久后，壶内会积起一层水垢，可在烧水时放入 1 汤匙苏打，煮几分钟即可去垢。如果水垢过厚，要使用小锤轻轻敲打壶底才能去除。

4. 搪瓷器具内陈年积垢不易清洁，可用刷子蘸少许牙膏刷拭，有奇效。

5. 喝茶的杯子时间一长会积起一层咖啡色茶垢，可用细盐擦洗，也可用牙膏擦拭。

6. 玻璃制品及陶瓷器皿有了污垢，可用醋与食盐的混合液擦拭。

7. 漆器上的油垢可用青菜擦拭，再用漂白粉水泡一夜，第二天用清水冲洗干净即可。

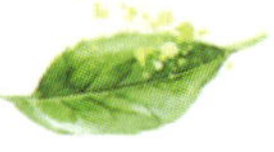

三、厨房物品的清洗消毒方法

1. 餐具和橱柜

餐具应在每次餐后清洗，使用热水加洗洁精效果比较好，洗碗水的温度以略为烫手为宜。清洗后的餐具一般使用消毒柜来进行消毒处理。消毒的时间可根据餐具的数量而定，一般每次 10 分钟以上。存放超过一周以上的餐具，再使用时应当再进行一次以上清洗处理的程序。

橱柜应每天用抹布擦拭干净，每周用消毒液消毒一次。

2. 案板和刀

案板必须生熟分开，主食和副食分开，有条件时应建议雇主准备 3 块案板，分别为面板、生菜板、熟菜板，见下表。

案板用途及分类

案板	用途
面板	用于擀面片、大饼、饺子皮等面类食品
生菜板	用于切蔬菜、剁菜馅、切生的肉类食品
熟菜板	用于切黄瓜、香菜、小萝卜、熟肠、熟肉等直接入口的食品

案板在每次使用过后必须用洗涤剂及棕刷充分刷洗，特别是缝隙、切痕更应细致冲刷，最后用清水冲净，竖放待其自然干燥。

刀和案板是形影不离的两种工具，切生食和切熟食的刀一定要分开用，应严格保持操作卫生。

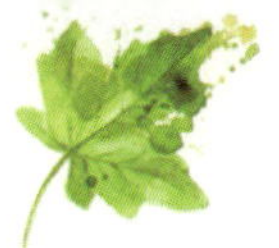

3. 抹布

抹布是厨房中使用频率最高的物品，常用于擦拭、洗碗、垫手等用途，最容易沾染油污和污垢，一定要重视抹布的消毒。

抹布最有效的消毒方法是用开水煮，即在加洗涤剂的开水中煮15分钟，然后进行晾晒，利用紫外线消毒。抹布不用的时候要挂起来晾干，不要随手扔在一边。

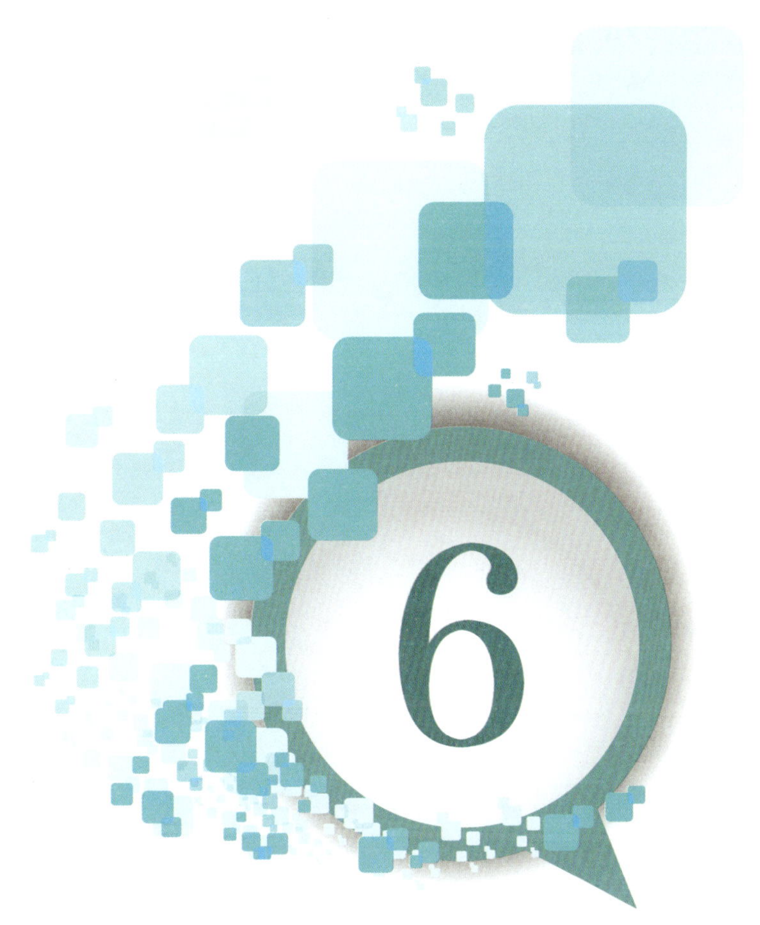
6

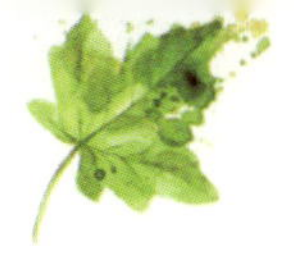

第六章 老年人应该喝点啥

第一节　白开水

一、白开水的作用

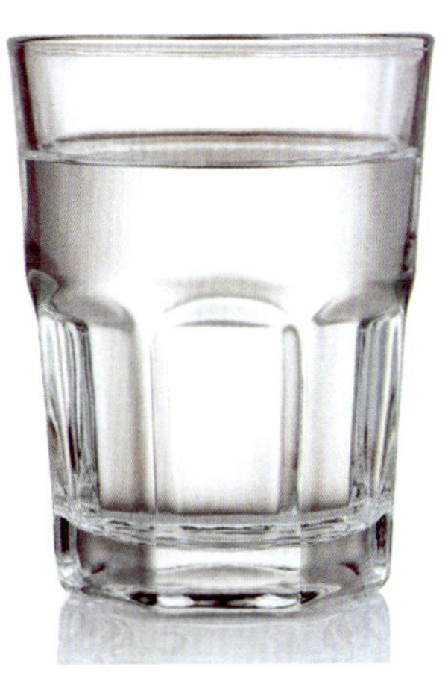

白开水

早上喝一杯温白开水，可促进人体新陈代谢。在经过了一夜的睡眠之后，人体内也积累了一夜的代谢垃圾，需要借助外力的作用排出去，而早上起来在刷牙之后喝一杯白开水，就可以有排毒、解毒的功效，有助于排泄。

现代人都有晚睡的习惯，但是早上又必须早起上班，故容易产生头痛等不适，而这多是由于体内缺少水分，或者由于大量流汗引起脱水，此时如果能喝上一杯温白开水，就可起到去除头痛、让人精力充沛的作用。尤其是在夏季，由于闷热潮湿，人很容易困乏、疲劳、没有精神，这也是由体内缺水引起的，所以此时应多喝水，

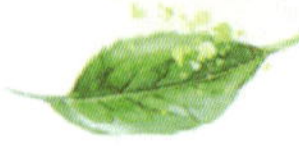

可缓解疲劳及其他的身体不适。

饭前喝一杯水，可减少食物的摄入，对预防肥胖及肥胖引起的三高问题具有很好的辅助作用。

二、白开水也不能随便喝

1. 不要喝生水

生水中含有各种各样对人体有害的细菌、病毒和寄生虫，很容易引起急性胃肠炎、病毒性肝炎、伤寒、痢疾及寄生虫感染。

2. 不要喝过热的开水

喝过热的开水会刺激食管和胃黏膜，甚至引起烫伤，反复烫伤则容易导致食道、肠、胃等发生病变。

3. 切勿暴饮

一些老年人在体育锻炼、家务劳动后，喜欢猛喝白开水或其他饮料，这种“急灌式”的饮水方法会使心脏负担突然加重，血液浓度骤然下降，导致心动过速，产生心慌、头晕的现象，心脏病患者更易发生危险，还会突然冲淡胃液、损伤胃黏膜，影响食欲及胃消化功能。同时，补水速度过快时，水分一时难以被机体组织正常吸收，既不能有效解渴，还会引起大量出汗，导致心律、血压失常。

4. 喝一定量的水，不渴也喝

老年人应当养成及时、适时喝水的习惯。老年人常常出现皮肤干燥、尿黄、便秘的现象，这是机体缺水的表现，但是由于神经反射迟钝，口渴的信号迟迟不会引起饮水欲望，导致缺水也不知饮水。

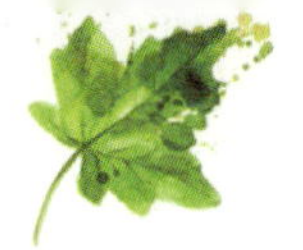

5. 多次喝水，但每次要少饮

照护人员一定要定时提醒老年人喝水。每次不用喝太多，补充水分即可，不要过多过猛地喝，易造成胃下垂。

6. 患有不同疾病的人，应针对病情科学饮水

（1）对于高热老年人，多饮水可帮助退热。

（2）对于患尿道炎或尿路结石的老年人，可以通过饮水、排尿等起到“内洗涤”的作用。

（3）对于肝炎黄疸期的老年人，大量喝水可以帮助消化吸收。但肾衰竭的老年人应遵医嘱限制饮水量，饮水过多会加重肾脏负担。

7. 五种开水不能喝

（1）炉灶上沸腾一整夜或沸腾很长时间的水。

（2）在暖水瓶内放置几天的开水。

（3）经反复煮沸残留的开水。

（4）热水壶中的隔夜水或重煮的开水。

（5）蒸饭、煮菜时用的开水。

这些开水不宜喝的原因是：开水久煮时，一部分水变为蒸汽跑掉，原来溶解在水中的一些矿物质、无机盐以及一些其他化学元素会形成毒性物质如亚硝酸根离子，给人体造成不利影响。

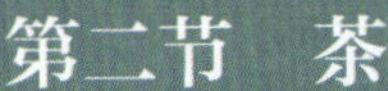

第二节 茶

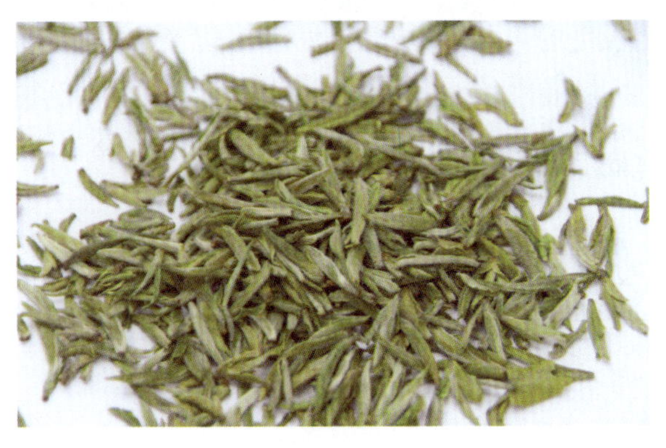

茶

一、老年人饮茶的注意事项

1. 不要饭后立即饮茶

饭后若立即饮茶，茶中的鞣酸可使食物中的蛋白质凝固成颗粒。老年人因肠胃功能下降，对这种颗粒很难消化吸收，容易引起消化不良及某些营养物质的缺乏。

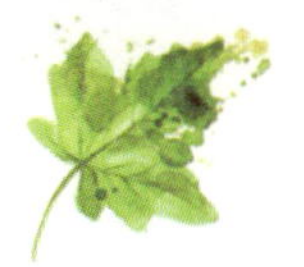

2. 不要空腹饮茶

有些老年人起床后便要立即饮茶一杯，这种空腹饮茶的习惯对健康无益。

3. 不要饮隔夜茶

茶水放置时间过久，容易被病原微生物污染，茶水中的复杂成分也易发生变化。饮隔夜茶可导致胃肠疾病。

4. 不要睡前饮茶

茶叶中含有咖啡因、茶碱、可可碱等，具有较强的兴奋大脑的作用，如果睡前饮茶过多，势必难以入睡，并增加排尿次数。这不仅影响睡眠，日久还会造成失眠，特别是患有神经衰弱、消化性溃疡、冠心病、高血压病的老年人更应注意。

5. 不要饮冷茶

实验证明，喝温茶可使人体的“火气”因茶的凉性而下降，并随尿排出；喝热茶则可使茶的凉性借体内的“火气”而升散，使人精神舒爽。故热天喝温茶、冬天喝热茶比较合适。有的老年人喜欢把热茶冷透了当冷饮喝，这是不科学的。喝冷茶不仅不能清火化痰，反而会出现伤脾胃和聚痰的副作用。

6. 不要用茶水服药

茶水中的鞣酸可与药物结合而沉淀，会改变药性，阻碍药物吸收，影响药效，所以服药应用白开水。

7. 不要饮浓茶

茶叶中的咖啡因浓度高，会导致过度兴奋，容易造成老年人心动过速、心律失常等。所以，患有冠心病、肺心病、高血压病的老年人

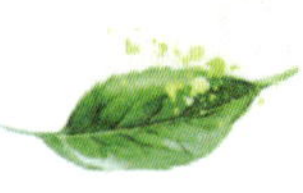

更应注意，不要饮浓茶。

8. 不要用茶解酒

有不少人认为，“喝浓茶可以解酒”，其实这是错误的。医学研究表明，酒精对心血管刺激很大，浓茶同样具有兴奋心脏的作用，喝酒后再喝浓茶更加重了心脏的负担。

9. 不要用滚开水泡茶

用滚开水泡茶会把茶叶中的鞣酸全部浸泡出来，而把维生素等有益成分破坏；用滚开水浸泡的茶也不香，还有碍食物消化。因此，应把开水灌入暖瓶放 1 ~ 2 小时后再泡茶，随泡随饮。

10. 掌握饮茶的禁忌

茶能提高机体基础代谢率，患有甲状腺功能亢进的人不应饮茶；缺铁性贫血的病人不能饮茶，是因为茶中鞣酸可与铁结合而加重缺铁；茶能刺激胃酸分泌，患有消化性溃疡的人不要喝浓茶；患有严重动脉硬化、高血压病的人，至少在病情不稳定时不要喝浓茶。另外，茶叶中的鞣酸有收敛作用，喝浓茶易引起便秘，老年人应加以注意，如果有习惯性便秘，则不要喝浓茶。

二、老年人饮茶的方法

老年人饮茶，应掌握“清淡为好，适量为佳，即泡即饮，饭后少饮，睡前不饮”的原则。

1. 老年人不要饮头道茶

现代茶叶在种植、加工、包装的过程中难免会受到农药、化肥、

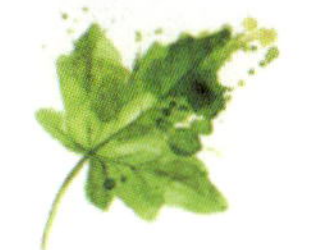

尘土等物质的污染。头道茶其实是洗茶的水，应尽快倒出后再冲入开水，这样泡出的茶水才是最卫生的茶。

2. 茶叶不宜冲泡次数过多

对于普通的茶叶，在第一次冲泡时茶叶中的维生素 C 和氨基酸有 80% 被浸出，第二次冲泡后有 95% 以上被浸出，所以茶一般以冲泡 2 ~ 3 次为宜。冲泡次数过多等于喝白开水，又往往使一些难溶的微量有害物质也逐渐被浸出。

3. 不要饮用劣质茶或变异茶

茶不易保管，易吸湿而霉变，而有些老年人出于爱茶和节约，舍不得丢弃已霉变的茶。殊不知，变质的茶中含有大量对人体有害的物质和病菌，是绝对不能饮用的。

4. 早饭后喝茶

可以在早饭后泡一杯茶水，待口渴时慢慢品，并不断续水。这样的一杯茶水，上午饮，咖啡因和鞣酸浓度较大，能提神消食；至中午，茶水渐淡，无碍午睡；而到了下午，基本以饮水为主，仅借茶叶余香，对晚间睡眠无不良影响。因此特别适合老年人。

5. 饮茶需考虑自身状况

（1）体质较好、体热的老年人宜饮绿茶，胃寒、体质较弱的老年人宜饮红茶。

（2）腹泻和便秘的老年人不宜饮红茶。

（3）患有缺铁性贫血的老年人忌饮茶，而其他类型的贫血老年人则宜饮绿茶。

（4）患有肝脏疾病的老年人忌饮茶。茶叶中的咖啡因等物质绝大

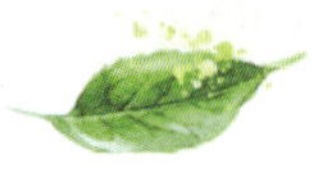

部分经肝脏代谢，如果老年人肝脏有病，而饮茶过多超过肝脏代谢能力，就会有损肝脏组织。

（5）患有神经衰弱的老年人应慎饮茶，可以在白天的上午及午后各饮一次茶，上午饮花茶，午后饮绿茶，晚上不饮茶。这样，就会白天精神振奋、夜间静气舒心，利于入睡。

（6）严重的胃溃疡病患者慎饮茶，否则易使胃酸分泌量加大，增强对溃疡面的刺激。但轻微的溃疡病患者可以在服药 2 小时后饮些淡茶，如加糖红茶、加奶红茶都有助于消炎和对胃黏膜的保护。饮茶也可以阻断体内亚硝基化合物的合成，防止癌前突变。

（7）尿结石患者忌饮茶。尿路结石通常是草酸钙结石，由于茶含有草酸，会与尿液排泄的钙质形成结石，若尿结石患者再大量饮茶，可能会加重病情。

（8）心率过快、期前收缩或心房纤颤的冠心病患者，大量喝浓茶会使心跳加快，导致发病或加重病情，因此只能喝一些淡茶；而心率在 60 次 / 分钟以下的患者，可以多喝一些茶，反而能提高心率，有配合药物治疗的作用；心肌梗死患者则宜饮绿茶。

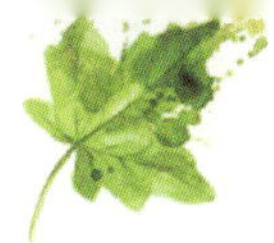

第三节　酒

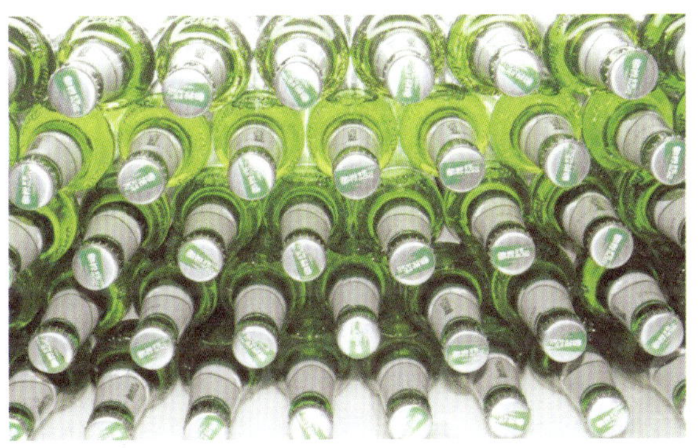

啤酒

一、长期嗜酒对人体的危害

1. 造成蛋白质、脂肪、糖的缺乏

主要原因是长期嗜酒的人约有一半以上进食不足。酒能使胃蠕动能力降低，造成继发性恶心，使嗜酒者丧失食欲，减少进食量。

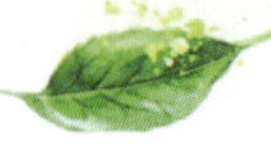

2. 造成蛋白质的消化率下降

有关专家通过对胃的活组织检查发现，约有 1/4 的长期嗜酒者患有萎缩性胃炎，其胃酸及胃蛋白酶也都低于正常人。

3. 造成多种维生素的缺乏

饮酒最容易造成的是叶酸缺乏，其次为维生素 B_1、烟酸及维生素 B_6 的缺乏。这是由于小肠对维生素 B_1、叶酸等吸收率降低的缘故。临床表现主要有神经疾病、舌炎、贫血等。

4. 造成钙、镁、锌等元素的缺乏

由于酒精影响小肠的结构和损害消化腺体，常可出现脂肪痢，会随排便同时损失多种无机盐，也可使无机盐从尿的排泄增多。另一方面，嗜酒者从饮食中获得的无机盐的量减少，可使血液中锌、镁等元素的含量下降。

5. 损害肝脏

酒精的解毒过程主要是在肝脏内进行的，有 90%～95% 的酒精都要通过肝脏代谢。因此，饮酒对肝脏的损害特别大。酒精能损伤肝细胞，引起肝病变。连续过量饮酒者易患脂肪肝、酒精性肝炎，进而可发展为酒精性肝硬化，最后可导致肝癌。狂饮暴饮（一次饮酒量过多）不仅会引起急性酒精性肝炎，还可能诱发急性坏死性胰腺炎，严重者危及生命。

6. 损害消化系统

酒精能刺激食道和胃黏膜，引起消化道黏膜充血、水肿，导致食道炎、胃炎、胃及十二指肠溃疡等。过量饮酒是导致某些消化系统癌症的因素之一。

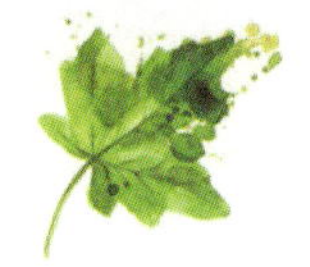

7. 导致高血压、高脂血症和冠状动脉硬化

酒精可使血液中的胆固醇和甘油三酯升高，从而发生高脂血症或导致冠状动脉硬化。血液中的脂质沉积在血管壁上，使血管腔变小引起高血压，而血压升高有诱发中风的危险。长期过量饮酒可使心肌发生脂肪变性，减小心脏的弹性收缩力，影响心脏的正常功能。

8. 诱发事故和暴力行为

长期嗜酒者的中枢神经系统往往处于慢性酒精中毒状态，有的发展为酒精中毒性精神病，患者时有伤人、毁物等冲动行为。酒精能使人失去自控能力，有增加事故和暴力行为的危险。全世界的交通事故和工作事故 1/3 以上是由酗酒引起的。

9. 导致贫血

酒精等毒性物质被吸收进入血液后，能刺激、侵蚀红细胞及其他血细胞的细胞膜，会引起血细胞萎缩、破裂、溶解，从而造成红细胞不断减少。贫血患者体内往往缺乏制造血液的营养物质，而酒精等毒性物质又会破坏摄入的营养素。这样，就会进一步导致血细胞制造障碍，还可使红细胞、白细胞及血小板等越来越少，从而造成严重贫血。酒精还能干扰骨髓、肝、脾等造血器官的造血功能。

10. 导致肥胖

过量饮酒可使一些人发胖。这是因为酒精发热量较高，进入人体后首先被吸收、氧化，对同时或酒后吃下的食物却不能及时地消化和利用。这些食物在体内被转化为脂肪储存起来。老年人运动量减少，如过量饮酒更易发胖。

11. 降低人体免疫力

酒精可侵害防御体系中的吞噬细胞、免疫因子和抗体，使人体免

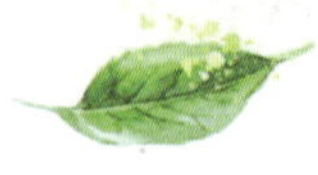

疫功能减弱，容易发生感染或引起溶血。

二、老年人饮酒的注意事项

老年人喜好喝酒，可以有节制地喝一点儿，但在喝酒时需要注意以下几点：

1. 不饮愁闷酒

许多老年人退休后无所事事，经常一个人在家喝闷酒，其实这是有害的。“借酒消愁”只是人们一种美好的愿望，它非但不能解决内心的苦闷，反而会让人胡思乱想，甚至产生悲观厌世的念头，给人造成心理负担和压力。

2. 不空腹饮酒

饮酒应在餐后进行，餐后饮酒能减缓酒对胃肠的刺激，若长期空腹饮酒危害很大。空腹饮酒不利于酒精成分从体内排出，会造成脂肪肝和肝硬化。空腹饮酒易刺激胃黏膜，引起胃炎和胃溃疡等多种疾病，所以务必戒之。

3. 不饮烈性酒

烈性酒因其度数高、酒劲大、喝着过瘾而受很多人追捧。但据酒业权威人士说，烈性白酒对身体危害极大，比如60度的烈性白酒，其中酒精占60%（体积分数），水占38%（体积分数）左右，剩下的1%～2%（体积分数）是微量成分，其中有构成香味的物质，也有甲醇、杂醇油等对人体的听力、视力、肝脏有害的物质，因此老年人应远离烈性酒。

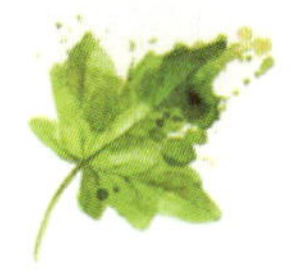

4. 少喝冷酒

人们都知道，酒的度数高则易醉、易伤人，而对酒的温度高低则很少有人注意，即使在冬天下大雪的时候，也很少暖酒，仍是倒出即饮。其实这样做会伤元气，饮酒时应先暖再饮。

5. 不要睡前饮酒

不少人认为睡前饮酒可以助眠，尤其是不少失眠者常用饮酒来帮助入睡，其实这种做法非常有害。饮酒虽可暂时抑制大脑中枢神经系统的活动，使人快速入睡，但酒后的睡眠节律与生理性睡眠完全不同。酒后入睡时，大脑活动并未停止，甚至比不睡时还活跃得多，因而酒后醒来的人常会感到头昏脑涨。经常夜间饮酒的人，还可能会患上酒精中毒性精神病、神经炎及肝脏疾病等。

6. 烟酒不能合并

尼古丁和乙醇的结合对老年人身体更是害上加害，尼古丁虽能降低乙醇浓度，却不能减少乙醇分解时产生的乙醛，使乙醛对大脑、肝脏、心脏和其他器官产生更多毒害。

三、老年人饮酒的选择

1. 最佳品种

酒有白酒、啤酒、果酒之分，从健康角度看，当以果酒之中的红葡萄酒为优。法国人少患心脏病就是得益于此。据研究人员介绍，红葡萄酒中有一种植物色素成分，此种物质以抗氧剂与血小板抑制剂的双重“身份”保护血管的弹性与血液畅通，使心肌不致缺血，常饮红葡萄酒患心脏病的概率会降低一半。

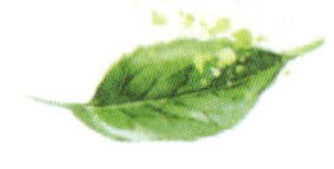

2. 最佳时间

每天下午两点以后饮酒较安全。因为在上午时身体中分解乙醇的酶——乙醇脱氢酶浓度低，如上午与下午饮用等量的酒，上午饮酒对肝、脑等器官伤害较大。此外，空腹、睡前、感冒或情绪激动时也不宜饮酒，尤其是白酒，以免心血管受损。

3. 最佳饮量

人体中肝脏每天能代谢的乙醇约为每千克体重1毫升。一个60千克体重的人每天允许摄入的乙醇量应限制在60毫升以下。低于60千克体重者应相应减少，最好掌握在45毫升左右。换算成各种成品酒应为：乙醇体积分数为60%（60度）的白酒50毫升、啤酒1 000毫升、威士忌250毫升。红葡萄酒虽有益健康，但也不可过量饮用，以每天2~3杯（100毫升）为佳。

4. 最佳佐菜

空腹饮酒有损健康，选择理想的佐菜既可饱口福，又可减少乙醇的危害。从乙醇的代谢规律看，最佳佐菜当推高蛋白和含维生素多的食物，如新鲜蔬菜、鲜鱼、瘦肉、豆类、蛋类等。注意，切忌用咸鱼、香肠、腊肉下酒，因为此类熏腊食品含有大量色素与亚硝胺，与乙醇发生反应后不仅伤肝，而且损害口腔与食管黏膜，甚至可诱发癌症。

四、红葡萄酒

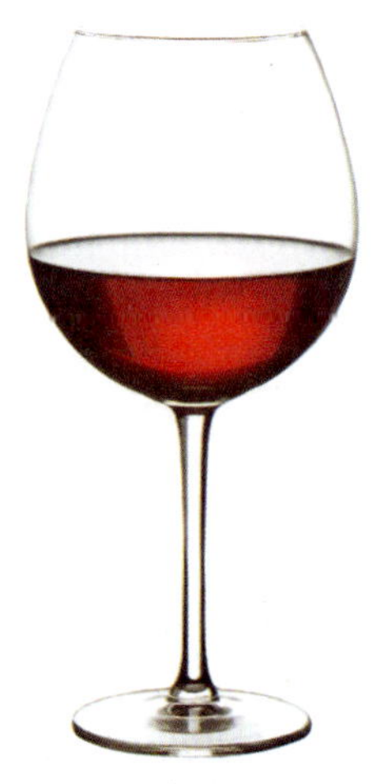
红葡萄酒

红葡萄酒含有糖、醇类、有机酸、维生素等

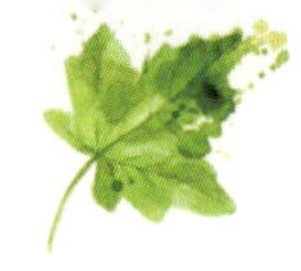

营养物质，有降低血脂、促进消化、养气活血、抗老化、预防阿尔茨海默病的作用。

1. 预防心血管疾病和中风

有报道说，经常适量饮用红葡萄酒可以通过显著减缓动脉壁上胆固醇的堆积从而保护心脏，这更证明了红葡萄酒在预防心血管疾病和中风方面的重要作用，对那些肥胖超重和患有高血压、高脂血症的人而言无疑是利好消息。研究专家指出，红葡萄酒的以上作用，主要是通过其中含有的抗氧化剂成分如白藜芦醇、类黄酮、儿茶素及五羟黄酮来发挥作用的。

2. 对人体有益

红葡萄酒中的天然原料及酿制过程，使它含有多种氨基酸、矿物质和维生素，这都是人体必须补充和吸收的营养成分，可以不经过预先消化而直接被人体吸收。

3. 减少男性患肺癌的风险

最新的研究结果还表明，适量饮红葡萄酒可能会降低男性患肺癌的风险，特别是对吸烟者来说。研究发现，与不喝酒的吸烟者相比，每天至少喝一杯红酒的吸烟者患肺癌的概率减小了 60%。

红葡萄酒具有提神、利气养血的作用，人如果气血不畅、胃寒怕冷、腰酸腿软，喝一杯红葡萄酒能够起到活血顺气、通经活络、消除疲乏的作用。如果食量少或胃口不佳，餐前喝杯红葡萄酒还能起到开胃的作用。老年人大多有失眠、夜尿增多的现象，临睡时喝杯红葡萄酒不但能使老年人睡得香甜，而且还能减少夜尿次数。

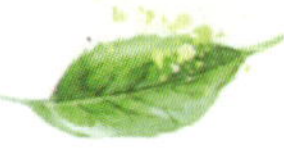

五、酒后不宜做的事情

老年人都知道，适量饮酒有益健康，过量饮酒有害健康，殊不知，酒后行为不当也会有害健康。

1. 酒后不要立刻睡觉

酒精是靠肝消化的，饮酒后立刻睡觉，人体的新陈代谢缓慢，对肝不利，容易得酒精肝。建议酒后用冷水洗把脸，然后坐着休息一会儿。饮酒过量的，更不要任其自然入睡，如果是重度酒精中毒，很可能一睡不醒，这种情况下家人和照护人员要陪在身边，每隔两小时叫醒醉酒者，喂一点白开水或蜂蜜水，直到完全醒酒为止。

2. 酒后别睡电热毯

饮酒过量时，体温调节功能失调，热量散失增多，容易使人浑身发冷。此时应该保暖，但也不要睡电热毯，尤其有高血压、冠心病等心脑血管疾病的老年人更要注意。酒后血管扩张，心率、新陈代谢就会加快，血压也会升高，容易诱发心梗、心绞痛等疾病。若感觉冷，可以用羽绒被或者热水袋保暖，多喝一点热水，但温度不要太高，以免烫伤。

3. 酒后不宜马上洗澡

许多老年人都有过这样的感受，洗完澡后身体会有些疲乏。这是由于洗澡使人体的葡萄糖大量消耗，出汗使钾钠离子大量丢失造成的。与此同时，由于洗澡消耗体力而使血糖有不同程度的下降，这样肝脏中原来储存的糖原就要不断地转化为葡萄糖补充到血液中，使血糖不至于下降。

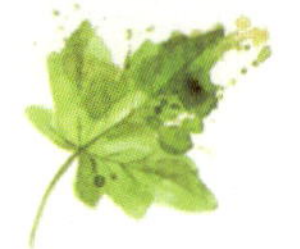

乙醇能阻碍肝脏对葡萄糖储存的恢复。因此，酒后洗澡会使肝脏来不及补充血液中消耗的葡萄糖。洗澡时皮肤血管扩张和乙醇对血管的扩张作用，极易导致血压下降，容易使人发生虚脱或休克。

此外，酒后洗澡还会因眼部充血而发生眼疾，因此酒后不要马上洗澡。

4. 酒后不要喝咖啡、浓茶和汽水

酒后不要喝咖啡，以免缺水加剧。酒后也不要喝浓茶，茶让心脏过于兴奋，并对肾脏不利。酒后也不要喝汽水，否则会加快人体对酒精的吸收作用，对肝脏不利，还会诱发急性胃炎等。

5. 酒后不要吃退烧药

酒精会和多数药品发生化学反应，并产生有毒物质。尤其不能服用退烧药，否则其中的羟苯基乙酰胺会产生有毒物质，易导致肝脏发炎，甚至产生永久性损伤。此外，酒后最好也别吃头孢类抗生素药、降糖药、降压药等。

六、不宜喝啤酒的老年人

啤酒虽较白酒的乙醇含量少，刺激性较小，但是，仍有一些老年人不适宜喝啤酒。

1. 患胃部疾病的老年人

胃病患者不宜饮啤酒，喝啤酒会降低胃黏膜合成前列腺素的能力，而后者能抵抗胃酸对胃黏膜的刺激，使胃黏膜的功能保持正常，防止病人出现上腹胀、嗳气频繁、食欲减退等症状。

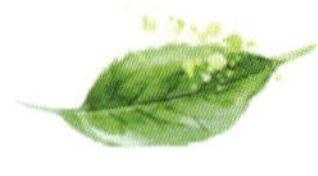

2. 患泌尿系统疾病的老年人

泌尿系统疾病患者不宜饮啤酒，在酿造啤酒的麦芽汁中不但含有钙和草酸，还含有核苷酸，这些物质会加重尿路结石的症状。

3. 患肝病的老年人

啤酒中的乙醇会直接损伤肝细胞，使患肝病的老年人原有症状加重。

4. 患心脏病的老年人

患心脏病的老年人饮啤酒后会增加心脏负担，严重时还会诱发心力衰竭。

5. 患痛风病的老年人

啤酒内含有大量的嘌呤、核酸，会使血中尿酸增多而引起痛风发作。

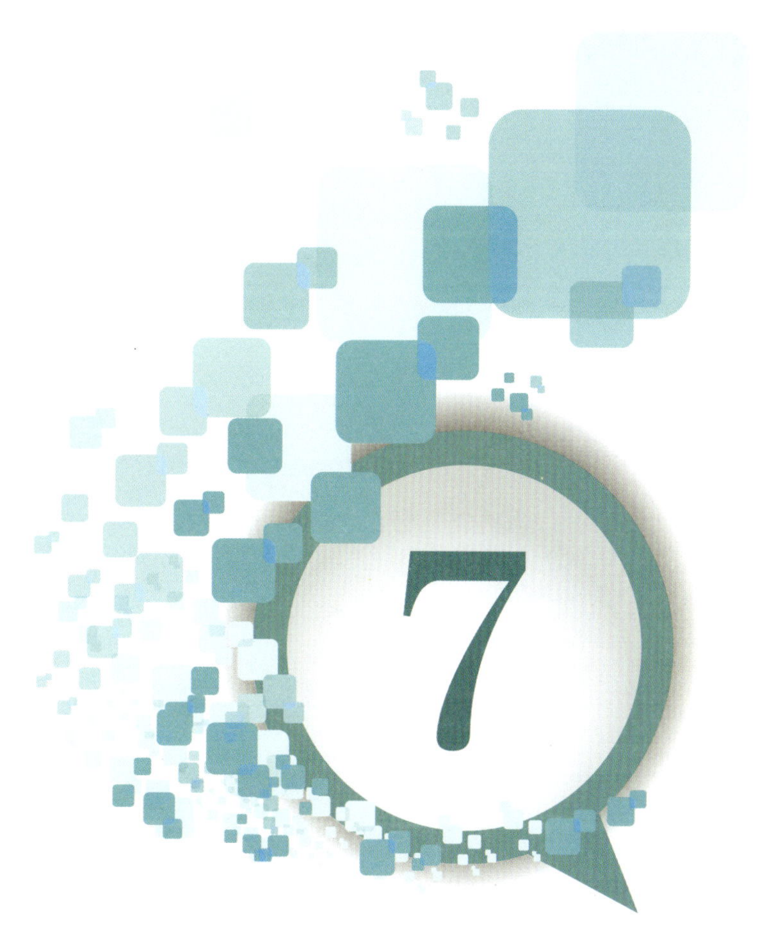
7

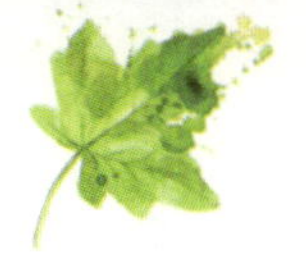

第七章 病中饮食更重要

第一节 病人饮食基础知识

一、营养素与疾病

营养素包括蛋白质、脂肪、碳水化合物（糖类）、维生素、水、矿物质及食物纤维 7 大类。这些营养素是人体生长发育、组织细胞更新和维持各器官功能所需要的原材料。

人体所需的营养，除空气和水外，都依靠食物取得。食物的功能包括供给能量，维持体温，构造、修补、更新人体组织，调节体内的各种生理功能等。

1. 营养素缺乏的危害

（1）蛋白质缺乏

在有些发展中国家，还有相当多的人（尤其是儿童）不能从食物中摄取身体所需要的蛋白质，从而发生蛋白质缺乏症（蛋白质缺乏引起的一种儿童疾病），呈现出营养不良性消瘦。老年人消瘦的特征是体重减轻，易疲倦，

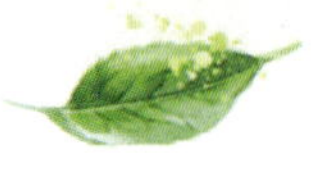

肌肉萎缩而无力，贫血，抵抗力下降，严重者出现水肿。

（2）缺铁

缺铁可引起贫血，又称小细胞低色素性贫血。老年人缺铁可出现面色苍白和口唇黏膜、眼结膜苍白，常有疲倦、乏力、头晕、记忆力减退等症状。

（3）缺钙

老年人缺钙会导致骨质疏松症。预防和治疗缺钙症的最好食物是奶类与奶制品，其不仅含钙量高，而且易于吸收利用。烹调时加醋可促进食物中钙的溶解、吸收和利用，如糖醋鱼、糖醋排骨、熬骨头汤放少量醋等，均有利于钙的吸收。

（4）缺乏维生素 A

老年人缺乏维生素 A 可引起夜盲症和干眼症。

（5）缺乏维生素 D

老年人缺乏维生素 D 可引起骨质软化症。

（6）缺乏维生素 B

老年人长期吃精米往往易发生因缺乏维生素 B_1 而导致的脚气病。

（7）缺乏维生素 C

缺乏维生素 C 可使牙龈或皮下出血而患维生素 C 缺乏病。吸烟者维生素 C 的需要量会增加 50%，老年人血浆中维生素 C 的水平往往低于正常人，在这些情况下应注意补充维生素 C。

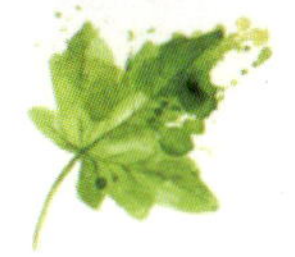

2. 营养素过剩的危害

（1）超过日常消耗能量

一般来讲，单纯性肥胖是由于从饮食中摄入的能量超出了日常消耗的能量所致。在饮食中，能量物质包括碳水化合物、脂肪和蛋白质 3 大类。当人们每天从膳食中摄入的能量超过维持基础代谢、从事劳动等所消耗的能量，多余的能量就以脂肪的形式储存起来，天长日久，积少成多，人就会发胖。轻度肥胖可无任何症状，但如果不加以控制，则会逐渐体态臃肿，动作缓慢，加重机体负担，易发生高血压、冠心病、脂肪肝、糖尿病、胆结石等疾病。

（2）糖摄入过多

糖摄入过多除引起身体虚弱或发生肥胖外，还对身体有很多危害，主要包括发生维生素 B_1 缺乏症、易发生骨折和脊椎侧弯、发生龋齿、抵抗力降低等。

（3）动物性脂肪摄入过多

动物性脂肪摄入过多易引起动脉粥样硬化和冠心病的发生。高脂肪饮食与肠道、乳腺及生殖器官肿瘤的发生有密切关系，故应避免摄入过多的脂肪。

（4）摄入过量维生素 D

摄入过量维生素 D 会引起中毒，表现为倦怠、厌食、恶心、呕吐、腹泻、低热、多饮、多尿、皮肤瘙痒、肾衰竭，继而造成心血管系统异常。在补充维生素 D 制剂时，应在医生的指导下进行，绝对不能滥用。

饮食对疾病的恢复极为重要，患病时机体都会有不同程度的代谢变化，合理的饮食与营养的摄入能促使疾病早日康复。病人的饮食

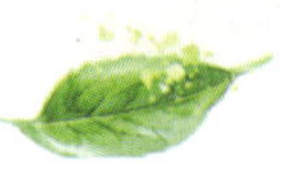

分为两大类，即病人的基本饮食和特殊饮食，主要按照病情的需要而定。

二、病人的基本饮食

病人的基本饮食有多种，按饮食性质可分成普通饮食、软食、半流食、流食。

1. 普通饮食

这种饮食除少用煎炸等不易消化的食物外，同健康人用的饭菜无大区别。

2. 软食

软食以软为特点，含渣滓少，便于咀嚼，易于消化。烹调时必须切碎煮软，不能煎炸。主食包括馒头、米饭、面条、面片、饺子、包子、馄饨等。副食包括瘦肉、肝、肾等，且要炖烂或剁成末，蛋类不可油炸，水果要去皮核，蔬菜应选较嫩的并切成小段炒软。软食中不能用生蔬菜、凉拌菜、硬果类、粗纤维多的蔬菜以及刺激性强烈的调味品等。

3. 半流食

半流食以半液体状的食物为主，比软食更易消化，呈半流动状态，含渣滓极少。主食包括粥类、挂面、藕粉、饼干、面包片等。副食包括少量瘦嫩筋少的肉类，且要剁碎煮软，肝、鱼等应切极薄的片，蛋类除煎炸外均可，还包括奶制品、豆腐等。

4. 流食

流食呈液体状态，没有渣滓，极易消化，但营养素较少，包括牛

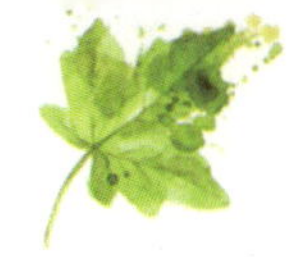

奶、米汤、豆浆、红枣汤、桂圆汤、蛋花汤、鸡汤、肝泥汤、牛肉汤、赤豆汤、番茄蛋汤等。

三、病人的特殊饮食

病人的特殊饮食是以基本饮食为基础，根据防治疾病的需要，增加或减少饮食中的某些成分，达到治疗或控制疾病的目的。常用的有以下几种：

1. 高蛋白饮食

每餐在普通饮食或软食中加入动物性蛋白质含量丰富的食物，如烧牛肉、红烧鸡块、溜鱼片等。半流食可加鸡蛋、蛋糕、牛奶、豆腐脑等。流食可加豆浆、鸡蛋等。但胃肠消化吸收功能不正常时，不宜增加高蛋白饮食。

2. 低蛋白饮食

原则上以素食为主，一般不用鱼、肉、蛋、奶、豆制品，每天饮食中蛋白质含量以每千克体重最高不超过 1 克为原则。

3. 高热量饮食

每天饮食的总热量必须高于普通饮食的总热量，一般在 3 次正餐外，另加 2~3 次餐或点心。半流食可加奶油蛋糕、花生酱等。流食除增加餐次外，还可将饮食浓缩。

4. 低热量饮食

每天饮食总热量低于普通饮食的热量，蛋白质以每天每千克体重 1 克计算。

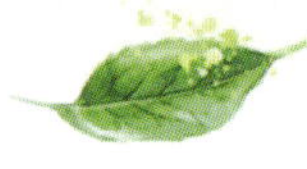

5. 少油饮食

食物烹调时要少放油，以蒸、煮、烩为主，适当增加糖类以补充热量。

6. 少渣饮食

饮食中不用渣滓多的蔬菜，可用豆腐、粉皮、粉丝、马铃薯等，也可以加些菜汁、果汁和番茄汁等。除鱼、虾、肝、肾等可照吃外，其他肉类必须切碎煮烂。含脂肪较多的食物要少吃，辛辣刺激性食物也不要吃。

7. 多渣饮食

饮食中选用芹菜、豆芽菜、菠菜、卷心菜等各种蔬菜及水果等。

8. 少盐、无盐或少钠饮食

除限制食盐用量外，也不要吃含盐多的食物。少盐是指一般每天食盐量不多于 3 克，也不另加含盐食品；无盐是指饮食中完全没有盐，也不用其他含盐食品，可用糖、醋调味；少钠是指不用盐和含盐食物，并计算食物中的含钠量，如碱、小苏打等总量不大于 1 克。

9. 清流质饮食

手术后，为减轻或避免肠胀气，不用过甜或胀气的食物，如牛奶、豆浆等。

10. 管喂混合流质

管喂混合流质是指多种流质食物混合在一起，经胃管或肠造瘘处灌入。

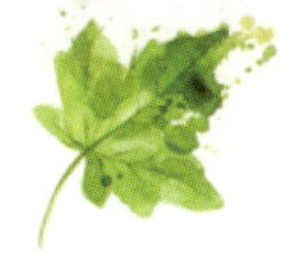

第二节 高血压病人的饮食

高血压病人多属肥胖型，并与胆固醇过高有关。而肥胖及胆固醇过高一般为饮食不当所致，故高血压病人必须注意饮食，对延缓高血压的发展及防治均有重要作用。

一、饮食原则

1. 节食

高血压病人应通过节制饮食来控制体重的增加，防止肥胖，但必须供给充足的营养。应多吃一些含有丰富蛋白质的食物如鱼、虾、牛肉等，多吃一些维生素 B、维生素 C 含量高的食物。

2. 少食

应少饮酒、不吸烟，饮食上少盐、少脂肪和少热量，尽可能少吃或不吃含胆固醇高的食物，如蛋黄、奶油、鱼子、肝、肾等。刺激性食品如浓茶、咖啡、辣椒等也

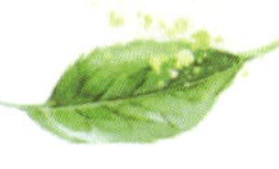

应少吃。高血压病人胃肠功能减弱，宜吃易消化食物，少吃煎炸食物，一次不要吃大量脂肪。

3. 饮食性质

必要时，高血压病人要根据病情选择流食、半流食或软食。

二、供选择的食物

主食有稀饭、甜面包、无碱馒头、无碱花卷、无碱面条、米饭等。

副食有甜花生酱、番茄炒鱼片、清蒸牛肉饼、蚕豆虾仁、菜心炒肉片、醋熘鱼、油焖笋、拌香干、冬瓜烧虾米、火腿丁炒豌豆、猫耳朵等。

点心类有果汁、番茄酱、甜豆浆、藕粉、红枣汤、赤豆汤、白木耳汤等。

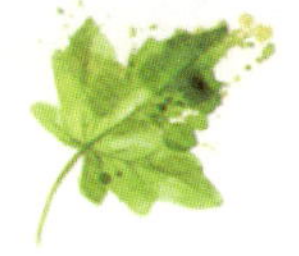

第三节　糖尿病病人的饮食

糖尿病病人因胰岛素分泌减少而使糖代谢紊乱，血糖升高，尿糖呈阳性，出现吃得多、喝得多、尿得多且体重减少的症状。因此，控制饮食是糖尿病的重要治疗措施之一。不论糖尿病病情轻重，都要控制主食和忌糖。轻型病人往往只需饮食治疗，就可使症状逐渐消失。重型病人进行饮食治疗也会使病情逐渐稳定，胰岛素用量逐渐减少。相反，只图一时痛快，大吃大喝不控制饮食，会使病情恶化。

一、饮食原则

糖尿病病人每人每天主食应限制在250～350克。大米、白面、玉米面、高粱米、小米、荞麦面都可以吃，但白薯不宜吃。

糖尿病病人的副食应有一定限制。黄豆及豆制品含蛋白质较多，可以吃，但每餐进食量应保持固定，不能过多。瘦猪肉、鸡蛋也可以吃，少吃动物脂肪，可吃

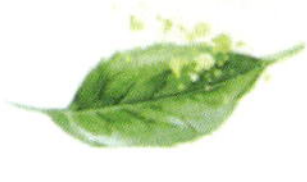

植物油。西瓜、柿子、梨等含糖量大的水果不宜多吃，如有饥饿感可以补充大白菜、小白菜、菠菜、油菜、冬瓜、黄瓜、番茄、豆芽菜等。

二、供选择的食物

糖尿病病人三餐可吃普通饮食，只是要在数量上加以限制。一般糖尿病病人的三餐分配见下表。

糖尿病病人的一日三餐分配

	蛋白质（克）	脂肪（克）	糖类（克）	热量（千焦）
早餐	10	10	60	370
中餐	25	20	110	720
晚餐	25	20	110	720
共计	60	50	280	1 810

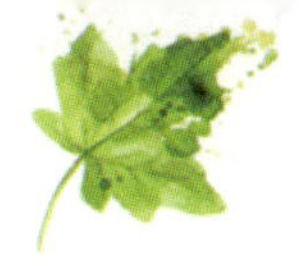

第四节　肝胆疾病病人的饮食

肝脏是人体内最大的消化腺，对糖、脂肪、蛋白质、维生素、激素等物质代谢起重要作用，并可分泌胆汁，而胆是储存、输送胆汁的主要器官。因此，肝胆疾病对消化系统影响很大，必须注意饮食，尽量减轻肝胆负担，促进疾病恢复及保证全身所需营养。肝胆的常见疾病包括肝炎、肝硬化、急慢性胆囊炎等。

一、肝病的饮食原则

1. 有利于促进肝功能恢复

一般来说，蛋白质要高，脂肪要低，糖量要充足，维生素要丰富。蛋白质可促进损伤肝细胞的恢复和再生，应多吃一些，可按每千克体重 1.0～1.5 克或 1.0～2.0 克计算，其中 50%用动物蛋白质，如瘦肉、鸡蛋、鱼类、牛奶等。但应注意血氨水平高或患急性黄疸型肝炎的病人应限制蛋白质摄入，每天在 20 克以下。脂肪的消化会加重肝脏负担，因此应少吃，每天摄入脂肪应低于

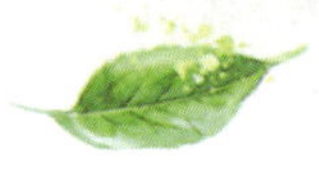

60克，包括主副食及烹调油中的脂肪，尤其要少吃动物脂肪和油腻的煎炸食物，炒菜应用植物油。糖除补充热量外，还能促进肝糖原合成，保护肝脏，每天可吃350克，但不要吃过多葡萄糖、水果糖和甜点心。患肝病时易缺乏维生素，应选择含维生素A、维生素B、维生素C丰富的食物，如蛋、肉、奶、豆类食品和新鲜水果、蔬菜等，其中1/3以上应是红、绿或黄色蔬菜，如番茄、胡萝卜、苋菜等。饮水一般不限制，每天不少于1 200～1 400毫升。

2. 饮食的性质

饮食可用半流食、软食或普通饮食。如有腹胀，应不吃或少吃牛奶、豆类、蔗糖及其他产气食物。

3. 饮食禁忌

忌食刺激性、油炸食物，禁止饮酒。限制肥肉、鱼子、蛋黄（每天不超过2个）、鱿鱼、脑髓等高胆固醇食物的摄入，少吃葱、姜、蒜、辣椒、芥末及各种罐头食品。

二、胆病的饮食原则

胆囊炎有急、慢性之分，饮食也不一样。

1. 急性胆囊炎

禁食，以静脉输液维持营养。疼痛减轻时给予低脂、低胆固醇、高糖流食。

2. 慢性胆囊炎

应选用低脂、低胆固醇半流食或普通饮食。每天脂肪限制在

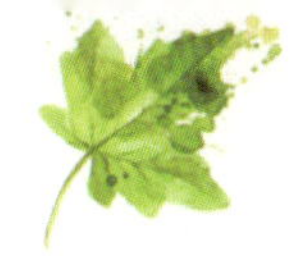

20～30克，并将脂肪分散在各餐中，不可集中于一餐。食物以炖、烩、蒸、煮为主，忌用油煎、油炸。

三、供选择的食物

1. 肝炎、肝硬化患者的主食

可选稀饭、花卷、馒头、面条、米饭。

2. 肝炎、肝硬化患者的副食和点心

副食可选鱼松、煮花生米、毛豆炒肉丝、栗子鸡、素鸭、素什锦、冬菇菜心、炒猪肝、胡萝卜炖肉等。点心可选牛奶、梨羹、杏仁茶、赤豆汤、白木耳汤、番茄蛋花汤、蛋糕、麦乳精等。

3. 胆囊炎患者的流食

可选米汤、豆浆、红枣汤、藕粉等。

4. 胆囊炎患者的半流食

主食可选稀饭、清汤面片、馄饨皮、面包等。副食可选煮黄豆、鱼松、粉丝炒肉末、香菇炖豆腐、清蒸鲫鱼等。

5. 胆囊炎患者的软食

主食可选择稀饭、面条、米粉、发糕、软饭等。副食可选择皮蛋、番茄鱼片、酱爆茄子、炒胡萝卜、清汤鱼丸、虾米豆腐、韭菜炒猪肝等。

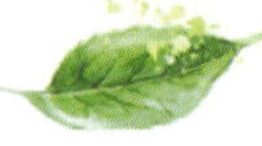

第五节　癌症病人的饮食

虽然到目前为止，癌症病因尚未有定论，但各国医学研究和流行病学调查提出，70%的癌症与生活环境、生活方式及饮食有关，同时也发现了一些食物具有防癌的作用，值得人们在日常生活、调理饮食时予以高度重视。

一、高脂饮食与胃肠道、内分泌肿瘤有关，如结肠癌、乳腺癌、前列腺癌等。

二、蛋白质摄入过多或严重不足时，均可促进肿瘤的发生，相关肿瘤有直肠癌、肾癌、胰腺癌、乳腺癌等。

三、食物过精过细，缺乏食物纤维，可使结肠瘤发病率增加。相反，提供足够的食物纤维可以预防或减少结肠癌的发生。

四、乳腺癌被认为与摄糖过多有关。

五、缺乏微量元素可使某些癌症发病率增高。微量元素在机体内有着不可忽视的作用，如硒、铁、锰、铝、碘等。

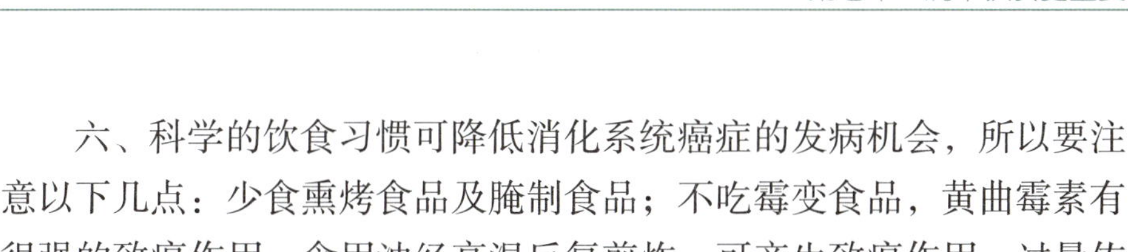

六、科学的饮食习惯可降低消化系统癌症的发病机会，所以要注意以下几点：少食熏烤食品及腌制食品；不吃霉变食品，黄曲霉素有很强的致癌作用；食用油经高温反复煎炸，可产生致癌作用；过量佐料调味品如茴香、肉桂、花椒等，对人体有害无益，应尽量少食用。

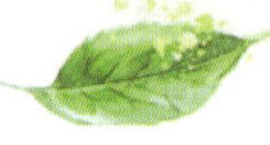

第六节　甲状腺疾病病人的饮食

甲状腺是人体重要的内分泌腺之一，它所分泌的甲状腺素与人的生长发育和新陈代谢密切相关。甲状腺常见疾病有单纯性甲状腺肿及甲状腺功能亢进，分别简称为甲肿和甲亢。

一、饮食原则

1. 甲肿的饮食原则

甲肿是由于食物中缺乏制造甲状腺素的重要成分碘所引起的疾病。多吃一些碘含量丰富的海带、海藻等海产品可以预防发病，对轻型病例也有治疗作用。

2. 甲亢的饮食原则

饮食应以高热量、高维生素、足够蛋白质来满足新陈代谢亢进的需要。每天供给的热量比正常人增加50%～70%，故应有较多的糖，饮食以淀粉为主。每天每千克体重应供给蛋白质1.5克以上，但不宜过多摄入

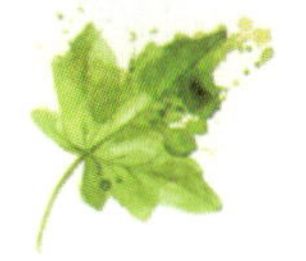

动物性蛋白质。脂肪摄入量可不加限制。应补充足够的钙、磷、钾，B族维生素、维生素C的摄入量也应增加，宜多吃水果和蔬菜。每天除三餐外，可增加2~3次点心。

二、供选择的食物

1. 甲肿病人可选择的食物

甲肿病人的主食与普通健康的人相同，副食可用海带丝炒肉片、蘑菇炒肉片、萝卜丝炒虾仁、清蒸甲鱼、豌豆炒肉丁等。

2. 甲亢病人可选择的食物

主食有稀饭、馒头、甜发糕、蛋糕、面包、肉包、面条、米饭等。副食有肉松、鱼松、咸蛋、皮蛋、煮花生、酱菜、腐乳、番茄炒蛋、糖醋排骨、红烧鱼、虾仁炒蛋、青菜炒里脊片、千张结烧肉等。点心有蛋糕、甜牛奶、甜豆浆、果汁等。

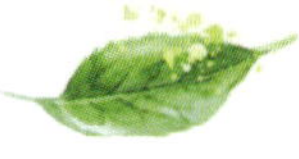

第七节　贫血病人的饮食

贫血是指循环血液中的红细胞和血红蛋白的含量低于正常值。引起贫血的原因是多方面的，但大多数是由于造血的原料，如铁、蛋白质、叶酸、维生素 B_{12} 等缺乏造成的。而这些原料都包含在饮食中，只要注意饮食调配完全可以预防贫血的发生，轻型贫血甚至可以通过饮食治疗痊愈。

一、饮食原则

贫血病人需要供给足够的造血原料，使血液内的红细胞、血红蛋白含量恢复正常。宜吃高蛋白、高热量饮食，每天每千克体重供给蛋白质 1.5 ~ 2.0 克，热量在 10 450 千焦左右，并注意多吃含铁、铜丰富的食物。肝、瘦肉、蛋黄、菠菜、芹菜、番茄、杏、桃、李子、红枣等含铁较多，花生、核桃、干豆、禽类等含铜丰富。维生素 C 可促进代谢，帮助铁的吸收利用，应供给充足，多吃新鲜蔬菜、水果。粗粮、蔬菜含 B 族维生素及叶酸

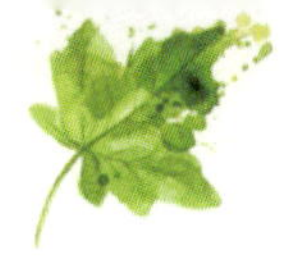

较多，对改善造血功能有利，也应多吃些。脂肪要适量，每日 50 ~ 60 克即可。有水肿时应少吃盐。

二、供选择的食物

主食有稀饭、馒头、面条、发糕、米饭等。

副食有皮蛋、咸蛋、肉松、鱼松、花生米、芝麻酱、炒猪肝、炒猪腰、炒里脊、素火腿、胡萝卜炖肉、炒肚丝、番茄炒鸡蛋、鱼头豆腐、白切鸡、红烧鱼、油爆虾、酥鱼、烤鸭、黄豆烧肉等。

点心有红枣汤、赤豆汤、蛋花汤、甜豆浆、牛奶、桂圆汤等。

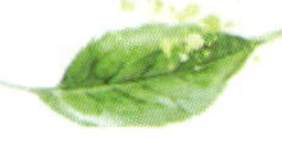

第八节　发烧病人的饮食

感冒、流感、肺炎等疾病都会引起发烧。发烧病人不仅能量消耗大，而且多伴有食欲不振、消化不良等症状，因而要注意饮食，保证足够营养的获得，促进病体康复。

一、饮食原则

发烧有高烧、低烧之分。

发烧对人体消耗很大，所以蛋白质和热量的补充很重要，应吃高蛋白、高热量饮食。并且，维生素的摄入量也要增加。

发烧病人要多饮水，水中可加一些带酸味的果汁。

高烧病人宜吃流食和半流食，低烧病人宜吃软食。

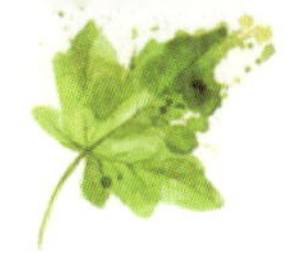

二、供选择的食物

流食有米汤、藕粉、豆浆、牛奶、杏仁茶、蛋花汤等。

半流食有稀饭、菜泥、肉泥、面片汤、软烧鱼、鱼丸、鸡蛋羹、鲜豆汁、西瓜、绿豆汤等。可适当地吃些豆腐乳、咸菜等促进食欲。

软食有面条、面片、馄饨等。

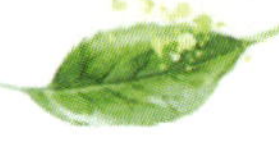

第九节　肾炎及尿毒症病人的饮食

肾脏是人体的主要排泄器官，因此肾脏发炎对排泄影响很大，而饮食的吸收与代谢必然会产生废物，需要肾脏排泄。因此饮食的调配很重要，应尽量减小肾脏的负担，以有利于肾炎痊愈。

一、饮食原则

1. 急性肾炎

症状比较轻时，应适当限制蛋白质及钠盐的摄入。蛋白质每天 30～40 克，食盐 2 克，如每天 24 小时尿量在 1 000 毫升以上，可不限制饮水。重症病人有尿少、浮肿、高血压和氮血症时，蛋白质每天应摄入 20 克左右。不仅盐及水要有所限制，钾盐也不可多用，每天应低于 500 毫克，含钾高的食物，如牛肉、鸡、韭菜、油菜等宜少吃。饮食中糖类摄入量应适当提高，甜点心、藕粉、果汁、粉皮等可多吃一些。少吃动物性脂肪。肝、肾等含核蛋白高的食物代谢后可产生嘌呤会增加肾的负

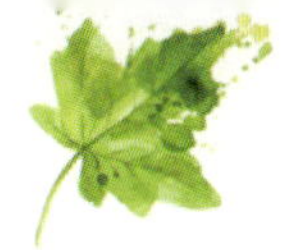

担，应少吃。

2. 慢性肾炎

病情变化很大时，一般情况下每人每天每千克体重摄入1克蛋白质即可。若尿内排出大量蛋白质，并有明显贫血及水肿，血中尿素氮水平接近正常，应增加蛋白质的供给，每天可给100克左右。食物应低盐或无盐。鲜菜、水果等可多吃。无盐酱油虽无钠，但含钾，故尿少时最好不用。

3. 尿毒症

尿毒症多为肾炎晚期肾功能不全所致，为减轻肾脏负担必须限制蛋白质的摄入，一般每天以20～30克为宜，并应挑选含必需氨基酸高的动物蛋白质食物，如鸡蛋、牛奶、鱼、豆浆、瘦肉等，以保证人体每天蛋白质代谢的需要，增加蛋白质利用，减少蛋白质分解。可适当提高糖和脂肪的进食量。

二、供选择的食物

主食有稀饭、无碱馒头、面条、米饭等。

副食有白糖、果酱、豆腐烧肉末、糖醋土豆丝、醋熘卷心菜、炒茄子、素烧鹅、煮黄豆、韭菜炒鸡蛋、清蒸鱼、白切肉等。

点心有麦乳精、蛋糕、糖馄饨等。

尿毒症病人的流食可选择米汤、牛奶、赤豆汤、藕粉、苹果酱、红枣汤、青菜汁、桂圆汤等。

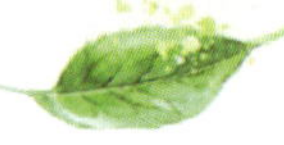

参考文献

［1］张贵闵. 居家养老之饮食营养［M］. 北京：北京科学技术出版社，2016.

［2］吴育红 . 老年人营养与膳食［M］. 杭州：浙江大学出版社，2016.

［3］唐士元 . 家庭护理师［M］. 内蒙古：远方出版社，2005.

［4］全国家政服务员培训教材编委会 . 家庭烹饪［M］. 北京：中国商务出版社，2012.

［5］杜庆 . 老年膳食与营养配餐［M］. 北京：机械工业出版社，2017.

［6］国医编委会 . 老年健康吃出来［M］. 哈尔滨：黑龙江科学技术出版社，2017.

［7］黄新运 . 家政服务员［M］. 武汉：湖北科学技术出版社，2011.

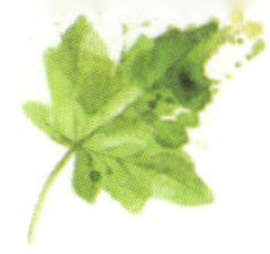

说　明

本套丛书使用的部分资料和插图，由于时间原因未能联系到作者，在此深表歉意！请作者见书后及时与我们联系，我们将按有关规定支付相应稿酬。

联系邮箱：13901247816@163.com